《医学生物实验学》编委会

前　言

细胞生物学和遗传学为核心的现代生物学是当今生命科学领域中最重要的基础学科,其所涵盖的基本理论、基本知识、基本技术与医学研究各学科领域密切相关,其中许多实验方法、实验技术的建立与应用,对现代医学基础研究和临床诊断、治疗都正在或将会产生深远的影响。目前我国高等医学院校医学细胞生物学、医学遗传学实验教学均从属于相应理论课,实验项目有重复,而且缺乏体现细胞生物学和遗传学交叉渗透、实验技术创新的综合性实验内容,不能达到现代医学生物学实验整体性和实用性的要求,同时对学生创造性实验设计能力的训练也比较薄弱。因此,对医学细胞生物学和医学遗传学教学实验教学内容的优化重组,逐步向整合化发展,增加实验技术创新的综合性、设计性实验内容,提高学生跨学科综合运用技能的能力,已经成为医学细胞生物学和医学遗传学教学的紧迫任务和必然发展趋势。

因此,我们编写了《医学生物实验学》教材,力图解决上述问题。本教材优化重组、渗透融合医学细胞生物学和医学遗传学实验项目,构建包含基础性实验、综合性实验和设计创新型实验板块的医学生物学实践教学体系。本教材计划同时试图解决实践教学中对方法学不够重视的问题,将与实验密切结合的方法学理论编入教材,与实验紧密联系,引导学生在实验课操作的基础上,扩大研究视野;并且将一些医学细胞生物学和医学遗传学经典成就的实验设计研究方法、研究进程、结论分析推导等呈现给学生,力图达到培养学生在学习中理解学科研究的过程与方法,提高解读问题、分析问题的能力,培养他们创造性思维。

我们希望通过教学实践,最终建立综合医学细胞生物学、医学遗传学、医学生物学三门课程实验内容的《医学生物实验学》实验课程,各部分实验相互支撑、紧密联系,达到提高学生跨学科知识综合运用的能力和实验操作能力的目标。

潘克俭

2012 年 6 月 21 日

全国高等院校医学实验教学改革教材

供临床、预防、基础、口腔、药学、检验、麻醉、影像、护理等专业使用

医学生物实验学

潘克俭　主　编

科学出版社

北京

内 容 简 介

　　本书将细胞生物学和遗传学实验项目优化重组,形成基础性实验、综合性实验和设计性实验板块的实践教学内容,包括细胞生物学研究方法和实验、医学遗传学研究方法和实验、综合性实验、设计性实验四个部分,共计十三章、二十七个实验项目。每一章均由理论基础和实验观察两部分组成,理论基础包含研究技术、方法学理论、经典实验研究等,与实验观察紧密联系,解决实践教学中对方法学不够重视的问题,并培养学生在学习中理解学科研究的过程与方法,提高解读问题、分析问题的能力;同时引入知识扩展,扩大学生研究视野。本教材体现了细胞生物学和遗传学的交叉渗透,达到现代医学生物学实验整体性和实用性的要求,避免细胞生物学与医学遗传学实验项目的重复,同时加强对学生跨学科创新实验设计能力的训练。

图书在版编目 CIP 数据

医学生物实验学 / 潘克俭主编 . —北京:科学出版社,2012.9
全国高等院校医学实验教学改革教材
ISBN 978-7-03-035529-4

Ⅰ. 医… Ⅱ. 潘… Ⅲ. 医学-生物学-实验-医学院校-教材 Ⅳ. R318-33

中国版本图书馆 CIP 数据核字(2012)第 210041 号

责任编辑:邹梦娜 / 责任校对:张怡君
责任印制:徐晓晨 / 封面设计:范璧合

科 学 出 版 社 出版
北京东黄城根北街 16 号
邮政编码:100717
http://www.sciencep.com

北京虎诚则铭印刷科技有限公司 印刷
科学出版社发行　各地新华书店经销
*

2012 年 9 月第 一 版　　开本:787×1092　1/16
2017 年 1 月第四次印刷　　印张:8 3/4　插页 1
字数:201 000
定价:25.00 元
(如有印装质量问题,我社负责调换)

目 录

第三篇 综合性实验

第四篇 设计性实验

彩图

第一篇　细胞生物学研究方法和实验

第一章　细胞生物学技术概论

学习目标

1. 掌握细胞生物学实验技术的种类。
2. 熟悉显微镜在细胞生物学技术领域的应用。
3. 了解细胞培养基础知识。

理论基础

一、显微镜（microscope）技术

（一）发展简史

早在公元前1世纪，人们就已发现通过球形透明物体去观察微小物体时，可以使其放大成像，后来逐渐对球形玻璃表面能使物体放大成像的规律有了认识。1590年，荷兰眼镜制造商 J. Janssen 和 Z. Janssen 父子制作了第一台复式显微镜，尽管其放大倍数不超过10倍，但具有划时代的意义。1665年前后，英国的 Robert Hooke 在显微镜中加入粗动和微动调焦机构、照明系统和承载标本片的工作台，这些部件经过不断改进，成为现代显微镜的基本组成部分。他用自己设计与制造的显微镜（放大倍数为40～140倍）观察了软木（栎树皮）的薄片，第一次描述了植物细胞的构造，并首次用拉丁文 cella（小室）这个词来称呼他所看到的类似蜂巢的极小的封闭状小室（实际上只观察到细胞壁）。同时代荷兰的 Antonie van Leeuwenhoek 一生中制作了200多台显微镜和500多个镜头，他是第一个看到活细胞的人，观察过原生动物、人类精子、鲑鱼的红细胞、牙垢中的细菌等等。

17世纪末叶到18世纪初叶荷兰物理学家 Huygens 为显微镜的发展做出了杰出的贡献，目前市场出售的惠更斯目镜就是现代多种目镜的原型。1752年英国望远镜商人 J. Dollond 发明消色差显微镜。1812年苏格兰人 D. Brewster 发明油浸物镜，并改进了体视显微镜。1886德国人 Ernst Abbe 发明复消差显微镜，并改进了油浸物镜。能够制造和使用油浸系物镜使光学显微镜的分辨本领已达到了最高极限，普通光学显微镜技术基本成熟。

在显微镜本身结构发展的同时，显微观察技术也在不断创新：1850年出现了偏光显微术；1893年出现了干涉显微术；1935年荷兰物理学家 F. F. Zernike 创造了相差显微术，他因此在1953年获得了诺贝尔物理学奖。20世纪中叶制造出了以短波长、高能量的光线作光源的荧光显微镜和紫外光显微镜。

由于光源波长的缩短可提高显微镜的分辨率，沿着这个方向的革命性进展是电子显微

镜的出现。1933 年,德国人 E. Ruska 设计制造了第一台电子显微镜,1939 年西门子公司制造的第一台商品电子显微镜终于问世,后来经过人们的努力,电子显微镜的分辨率由最初的 500nm 提高到现在 0.2nm,放大率已达到几十万倍以上。1981 瑞士人 G. Binnig 和 H. Roher 在 IBM 苏黎世实验中心发明了扫描隧道显微镜,他们与电镜发明者 Ruska 同获 1986 年度的诺贝尔物理学奖。

（二）现代医学和生物学常用的显微镜技术

1. 分辨率可达 0.2μm 的光学显微镜　普通光学显微镜(light microscope)的放大倍数是物镜和目镜放大倍数的乘积,其分辨率指能够清晰区分辨认相邻两点的能力,最大为 0.2μm。一个典型的动物细胞的直径约为 10～20μm,比我们肉眼能观察到的最小颗粒还要小 5 倍,因此,显微镜是从事细胞生物学研究最常用的仪器之一。细胞通常都是无色半透明的,人们在通过普通光学显微镜进行观察时,使用染料使不同的细胞组分着色,呈现出一定的反差与对比,才能够清楚地观察。

2. 观察活细胞的相差显微镜　在用普通光学显微镜观察组织或细胞时,某些细胞成分在标本制作过程中可能会丢失或失真,为解决此类问题或观察培养中的细胞状态,应使用相差显微镜(phase contrast microscope)直接观察活细胞。通过相差系统,把肉眼不可见的相位差转化为眼睛能观察的振幅差,使原来透明的物体表现出明显的明暗差异。

3. 揭示细胞或间质中的大分子的荧光显微镜　组织细胞内的一些物质可自发荧光,例如脂质、维生素、卟啉类、一些药物等,可利用荧光显微镜(fluorescence microscope)来观察。另外,荧光染料也用于细胞和组织染色,尤其是荧光染料与抗体分子相偶联,从而揭示出细胞或间质中的大分子。目前常用的荧光染料有:DAPI(联脒基苯吲哚)可以染 DNA;Hoechst33528、Hoechest33342 可以染染色体;四环素可以染骨骼、牙齿;吖啶橙可以染 DNA、RNA;碘化丙啶可以染 DNA 等。

4. 呈现细胞结构三维图像的激光扫描共聚焦显微镜　为了获得具有三维构象的细胞或组织的图像,人们于 20 世纪 80 年代引入了激光扫描共聚焦显微镜(laser scanning confocal microscope)技术。共聚焦显微镜可清晰显示相对较厚的(几百微米)标本内部结构,尤其适于检测荧光标本,它所观察的焦平面内结构比传统显微镜清晰得多,一系列不同厚度的光切面可使标本的三维图像得以重建。

5. 观察细胞亚微结构的电子显微镜　电子显微镜(electron microscope)的分辨率一般可达到 0.2nm,这比光学显微镜提高了约 3 个数量级。但是由于样品制备等方面的局限,对大多数生物样品来说,电子显微镜的实际分辨率一般只能达到 2nm 左右。

电子束轰击样品后,可产生各种各样的信号,如激发出二次电子、背散射电子、俄歇电子、X 射线、透射电子、阴极荧光等。不同种类的电子显微镜收集的信号不同,得到的样品信息也不同,如透射电子显微镜是通过收集穿过样品的电子来观察样品内部的超微结构,而扫描电子显微镜则是利用二次电子、背散射电子等获得样品表面的形貌特征。此外,还有利用 X 射线对样品组分进行分析的分析电镜等。

6. 显微操作技术(micromanipulation technique)　显微操作技术是在倒置显微镜下利用显微操作器进行细胞或早期胚胎操作的一种方法。包括细胞核移植、显微注射、嵌合体技术、胚胎移植以及显微切割等。细胞核移植技术已有几十年的历史,1952 年,Briggs 和 King 等将不同阶段的蛙胚细胞核注入去核的蛙卵,构建核移植胚。Gordon 1962 年证明原肠胚以后的细胞核移植胚能发育到成体。1997 年，Wilmut 等克隆了绵羊 Dolly。

二、制样技术和组织化学技术

（一）发展简史

生物固定技术（如：Fleming 1882,1884；Canoy 1886）和染色技术的出现极大地方便了人们对细胞显微结构的认识，各种细胞器相继被发现，如 1831 年英国人 Robert Brown 发现植物细胞核。20 世纪 30 年代电子显微镜技术的问世，使细胞形态的研究达到了空前的高潮，1940 年德国人 G. A. Kausche 和 H. Ruska 发表了世界第一张叶绿体的电镜照片；1945年美国的 K. R. Porter、A. Claude 和 E. F. Fullam 发现小鼠成纤维细胞中的内质网；1949 年加拿大人 M. Bar 发现巴氏小体；1957 年 J. D. Robertson 用超薄切片技术获得了清晰的细胞膜照片，显示暗-明-暗三层结构。

组织化学技术（histochemistry）是把化学技术与显微镜结合起来研究细胞内化学成分的一种技术，由法国植物学家 F. V. Raspail 1826 年首先报道，他曾经发表了多篇组织化学科研论文，如植物花和果的受精过程中的碘淀粉反应等。A. N. F. Millon 1844 年叙述了蛋白质反应等，1924 年 Feulgen 等首先将 Feulgen 反应法作为 DNA 特异性的定性研究方法。E. Takamatsu 和 G. Gomori 于 1939 年同时发表了碱性磷酸酶的组织化学方法。之后，相继证明了磷酰胺酶、ATP 酶、酸性磷酸酶、脂酶、酯酶等组织化学法。为了在荧光显微镜下能够对酶进行观察，A. H. Coons 等 1950 年提出了荧光抗体法，开辟了免疫组织化学的新途径；而 P. K. Nakane 等以辣根过氧化物酶为标记物的酶标抗体法，为应用酶组织化学开辟了新的途径。随着电子显微镜问世和超薄切片技术的发展，使组织化学技术方法与电镜技术结合起来，开创了电镜酶组织化学或电镜细胞化学的新领域。进入 20 世纪 90 年代，免疫组织化学进一步发展、完善和提高，免疫电镜技术、定量组织化学、凝集素和荧光组织化学也得到了发展。

（二）现代常用的生物制样技术和组织化学技术

1. 石蜡切片法　以石蜡为支持剂的切片方法。石蜡切片法一般需经过取材、固定、冲洗、脱水、透明、包埋、切片、贴片等步骤制成切片，再将石蜡切片经过不同的染色，即可在光学显微镜下观察细胞的结构。目前在生物学和医学中最常用的染色方法是苏木精-伊红染色（HE 染色法）。

2. 普通组织化学技术　组织化学染色方法用于对某些细胞成分进行定性和定位研究。包括金属沉淀法：磷酸酶分解磷酸酯底物后，反应产物最终生成 CoS 或 PbS 有色沉淀，而显示出酶活性；Schiff 反应：醛基可使 Schiff 试剂中的无色品红变为红色，用于显示糖和脱氧核糖核酸（Feulgen 反应）；联苯胺反应：过氧化酶分解 H_2O_2，产生新生氧，后者再将无色联苯胺氧化成联苯胺蓝，进而变成棕色化合物；脂溶染色法：借苏丹染料溶于脂而使脂类显色。

3. 免疫细胞化学（immunocytochemistry）　是利用抗体同特定抗原专一结合的原理，对抗原进行定位测定的技术。常用的标记物有荧光素和酶，如异硫氰酸荧光素、罗丹明、辣根过氧化物酶等。

4. 放射自显影技术（autoradiography）　用于研究标记化合物在机体、组织和细胞中的分布、定位、排出以及合成、更新、作用机理、作用部位等等。原理：将放射性同位素标记的化合物导入生物体内,经过一段时间后,制取切片,涂上卤化银乳胶,经放射性曝光,使乳胶感光。一般用^{14}C和^3H标记。

5. 原位杂交(in situ hybridization) 用于原位检测组织细胞或染色体标本上的特殊核酸序列。最初是使用放射性 DNA 探针,后来又发明了免疫探针法。

三、现代细胞生物学技术

（一）细胞培养(cell culture)技术

1. 细胞培养技术的发展 1885 年德国人 Roux 曾用温生理盐水在体外培养鸡胚组织并使之存活了数月,这被认为是组织培养的萌芽试验。1906 年 Beebe 和 Ewing 用盖玻片悬滴培养法,以动物血清做培养基,培养狗淋巴细胞存活了 72 小时。现代细胞培养技术是从 Harrison(1907)和 Carrel(1912)两人开始的,Harrison 参考前人经验,创建了盖玻片覆盖凹窝玻璃悬滴培养法,在无菌条件下,采用淋巴液做培养基,培养蛙胚神经组织生活了数周,并观察到神经细胞突起的生长过程,由此建立了体外培养组织和细胞的基本模式系统。Carrel 用血浆包埋组织块外加胚汁的培养法,并采用了更新培养基和分离组织的传代措施,曾培养鸡胚心肌组织长达数年之久。1923 年 Carrel 又设计了卡氏瓶培养法,扩大了培养空间。

从 20 世纪 50 年代起,细胞培养进入了迅速发展的阶段。相继有很多学者从改进培养容器、培养液和培养操作方法三个方面,做了很多革新。在培养容器方面,由简单地用试管、旋转管培养,发展到多种培养瓶培养,近年来,塑料瓶、皿、多孔培养板的使用已日趋普遍。在培养基方面,从 50 年代初,Parke、Eagle 等设计出合成培养基后,从纯天然培养基到合成培养基、从鸡胚浸出液发展到动物血清,直至 60 年代的无血清培养基。同时研制出了不同种类的缓冲盐溶液,用来培养不同的细胞和洗涤细胞。Earle 在 1948 年设计了含有碳酸氢钠等盐类的 Earle 盐溶液,Hanks 在 1949 年设计了 Hanks 盐溶液。在培养技术方法方面,进展更为迅猛,Earle、Dulbecco 等于 1943 年创建单层细胞培养法,首建长期传代的 L-细胞系;1948 年 Sanford 创建单细胞分离培养法,获 L-细胞纯系;1951 年 Gey 首建人肿瘤细胞——HeLa 细胞系;1961 年 Hayflick 建立人二倍体细胞系 25 种,开辟了应用新方向。从 50 年代末开始,细胞培养技术应用进入了一个繁盛的阶段,近几十年来已建立了人和各种动物肿瘤及其他细胞系。细胞培养用品、培养基、血清、试剂等也已商品化。随着市场经济的繁荣、高科技的引入和发展,一次性培养用品也逐渐使用,各种精巧的培养用品不断进入实验室,极大地促进了培养技术的发展。

2. 细胞培养技术概述 细胞培养是将生物体的细胞在离体的条件下模拟体内生理环境,使其继续不断地生长、增殖、传代,从而观察并研究其生长发育等生命现象。细胞培养可分为原代培养(primary culture)和传代培养(subculture culture)。

（1）细胞原代培养:直接从生物体获取细胞进行培养的为原代培养。从动物体分离的各种组织和器官,一种是直接进行组织块培养,将组织剪成小块,黏附在培养皿上培养;但多数是制成单细胞悬液,通过计数加入适量的培养基,然后置于合适的培养瓶中,在适宜的营养液和温度下细胞得以生存、生长和繁殖。

（2）细胞传代培养:将原代培养的细胞经过建立细胞系(cell line)后连续扩大培养称为传代培养。体外培养的正常细胞的增殖能力不是无限的,而是有一定的界限,这就是 Hayflick 界限,体外培养的二倍体细胞经过 1∶2 的比率连续传代,平均只能传约 30 代,此后细胞逐渐衰老死亡。当体外培养的细胞在传代时发生转型(癌变)并形成细胞系时,即可在体外无限传代。如 Gay 于 1951 年建立的 HeLa 细胞系(宫颈癌细胞),至今仍在沿用,此时的细胞多数为非整倍体或亚二倍体。

(3) 体外培养细胞的基本特点:体外培养的细胞需要适应体外环境,在形态上也会有所改变,与体内形态不一定完全相同,培养细胞有各种不同的形态,一般体外培养的细胞依其能否贴附在支持物上生长的特性分为贴壁型和悬浮型。贴壁型大致包括成纤维样细胞、上皮样细胞、多型性细胞等,悬浮型细胞为圆形。

(4) 细胞培养技术的关键:细胞培养成功的操作最基本要点是无菌技术,即任何将与细胞直接或间接接触的物品必须是无菌的或是没有污染的。体外培养的细胞,当培养基变黄时需要更换培养液。细胞传代的时间依细胞种类而定,也与培养时接种的细胞密度有关,一般接种细胞的密度范围为 $(2.5\sim5)\times10^4$ 细胞/ml。

(5) 体外培养细胞的基本条件:常用的培养基有 Eagle's 培养基、RPMI 1640、DMEM、IMDM、F12 以及各种无血清培养基。在配置基本培养基时,要注意一些事项和添加一些生长因子。培养细胞用的水要求纯度高,一般用石英玻璃蒸馏器蒸馏的三蒸水或 Millipore 滤器纯化的水。大部分细胞生长的最佳条件是 pH7.2~7.4。细胞培养在 CO_2 培养箱中进行,一般 CO_2 浓度为 5%。血清是细胞培养过程中最重要的添加剂,含有许多生长因子,促进细胞增殖。血清的种类比较多,有牛血清、马血清、人和鼠血清等,牛血清中又分胎牛、新生牛和小牛血清。不同的血清成分不尽相同,而且每一批的产品也不同,所以在进行细胞培养时最好先对血清进行比较。实际上,血清中还含有许多未知因子存在。

(二) 细胞和细胞器的分离技术

尽管有核细胞的概念是在 18~19 世纪建立起来的,但是真正开始分离亚细胞结构是在 20 世纪 40 年代中期电子显微镜技术刚刚问世的时候。与电子显微镜技术进步并行发展的是分离亚细胞组分的方法学的建立,1943 年起,Claude 用高速离心机将各种细胞器,如线粒体、叶绿体分离出来,分别研究它们生理活性,这对研究细胞器的功能和化学组成,以及酶在各细胞器中的定位起了很大的作用。最终,当细胞的生物化学功能与特殊亚细胞结构组分相联系起来时,更为清楚的真核细胞的真实图景便展现在众人面前,随之而来的是现代细胞生物学学科的出现。

1. 实体组织中细胞的分离　实体组织,包括血液、胸和腹渗出液在内的生物液体和细胞系都是分离细胞的潜在来源,从不同组织中分离细胞常用两种方法:

(1) 机械分散法:一般常在液体介质中将组织剪碎,并在悬液中用吸管反复吹打剪碎了的组织碎片,从而将细胞从组织上分离下来,对于结缔组织比较少的骨髓、脾脏等组织,可以在不锈钢网或尼龙网上用注射器柄轻轻碾磨,再经过 100~200 目细胞筛制备单细胞悬液。

(2) 酶消化法:利用蛋白酶、胰酶、胶原酶可以消化细胞之间的间质和黏附蛋白组分,使细胞松散,从而进一步进行分离。可以通过改变酶的种类、酶的浓度、消化时间和温度,来优化从不同组织获得单细胞的方法。

2. 液体环境中细胞的分离

(1) 流式细胞术(flow cytomet,FCM):FCM 是对单个细胞进行快速定量分析与分选的一门技术。包在鞘液中的细胞通过高频振荡控制的喷嘴,形成包含单个细胞的液滴,在激光束的照射下,这些细胞发出散射光和荧光,经探测器检测,转换为电信号,送入计算机处理,输出统计结果,并可根据这些性质分选出高纯度的细胞亚群,分离纯度可达99%。包被细胞的液流称为鞘液,所用仪器称为流式细胞仪。

(2) 细胞电泳(cell electrophoresis):在一定 pH 下细胞表面带有净的正或负电荷,能在外加电场的作用下发生泳动。各种细胞或处于不同生理状态的同种细胞电荷电量有所不同,故在一定的电场中的泳动速度不同。此方法可检测细胞生理状态、分离不同种类的细胞。

3. 细胞器的分离——离心(centrifugation)**技术** 细胞器的分离程序:①从组织中分离细胞,可采用酶消化法或细胞筛法;②分离纯化单一类型的细胞,一般用密度梯度离心和亲和层析等;③裂解细胞,制备细胞匀浆液,可选用低渗、超声波粉碎、机械研磨;④离心分离各种细胞器。

细胞器的离心分离常用两种方法:

(1) 差速离心(differential centrifugation):特点:介质密度均一;速度由低向高,逐级离心。用途:分离大小相差悬殊的细胞和细胞器。沉降顺序:核—线粒体—溶酶体与过氧化物酶体—内质网与高基体—核糖体。可将细胞器初步分离,常需进一步通过密度梯度离心再行分离纯化。

(2) 密度梯度离心(density gradient centrifugation):用介质在离心管内形成一连续或不连续的密度梯度,将细胞混悬液或匀浆置于介质的顶部,通过离心力场的作用使细胞和细胞成分分层、分离。类型:速度沉降、等密度离心。常用介质:氯化铯、蔗糖、多聚蔗糖。

(三) 动物细胞工程

1. 细胞融合(cell fusion)**技术** 19 世纪 30 年代,Muller、Schwann、Virchow 等相继在肺结核、天花、水痘、麻疹等病理组织中观察到多核细胞现象;1849 年 Lobing 在骨髓中也发现了多核现象的存在;1855～1858 年,科学家们在肺组织和各种正常组织及发尖和坏死部位都发现了多核细胞;1859 年,A. Barli 在研究黏虫的生活史时发现,某些黏虫存在着由单个细胞核融合形成多核的原生质团的情况。据此,他认为多核细胞是由单个细胞彼此融合而形成的。至此,自然界中广泛存在着多核细胞的事实,才被生命科学工作者接受。

通过培养和介导,两个或多个细胞合并成一个双核或多核细胞的过程称为细胞融合或细胞杂交。相同基因型的细胞融合而成称为同核体;不同基因型的细胞融合而成称为异核体。诱导细胞融合的方法有生物方法(仙台病毒、副流感病毒和新城鸡瘟病毒)、化学方法(聚乙二醇 PEG)、物理方法(电击和激光)等。

2. 单克隆抗体技术(monoclonal antibody technique) B 淋巴细胞能分泌特异抗体,但不能长期培养,瘤细胞可以在体外长期培养,但不分泌特异抗体。1975 年,免疫学家 Kohler 和 Milstein 利用仙台病毒诱导绵羊红细胞免疫的小鼠脾脏 B 淋巴细胞与小鼠骨髓瘤细胞融合,选择到能分泌单一抗体的杂种细胞,该杂种细胞具有在小鼠体内和体外培养条件下大量繁殖的能力,并能长期地分泌单克隆抗体,从而建立了单克隆抗体技术,因此获 1984 年诺贝尔奖。

单克隆抗体技术有两个主要技术支撑,一是细胞融合与大规模细胞培养技术,二是选择性培养基用于杂交瘤细胞的筛选。

3. 动物克隆(clone)**技术** 早在 20 世纪末 H. Driesch 用棘皮动物海胆的受精卵做实验,发现当海胆的受精卵分裂为 2 个或 4 个细胞时,如用震荡的方法将细胞摇散,每个细胞都能发育成完整的海胆。70多年前，Hans Spemann把各个发育阶段的蛙胚细胞的核取出来，移植到去核的蛙的受精卵中，结果证明蛙胚发育到囊胚期时，每个细胞的核若移植到去核的未受精卵中，都能启动这个蛙卵进行正常发育。首例克隆动物成功的报道是在1962年，英国学者Grudon把非洲爪蟾小肠上皮细胞的核注入同种或异种非洲爪蟾未受精卵（经紫外线照射杀死卵细胞核）中，约有1%的重组卵发育成为成熟蛙。这一成功开创了由体细胞培育动物个体的新型实验途径。克隆羊"多莉"的培育是在前人工作的基础上进行的，它的诞生说明哺乳动物已分化的体细胞核，仍具有全能性，只要找到适合的方法，可以恢复其发育的潜能，用于无性繁殖。

克隆的基本过程是先将供体细胞的核移植到去除了细胞核的卵细胞中，利用微电流刺激等使两者融合为一体，然后促使这一新细胞分裂繁殖发育成胚胎，当胚胎发育到一定程度后，再被植入动物子宫中使动物怀孕，可产下与提供细胞者基因相同的动物。

实验观察

实验一　光学显微镜的结构和使用方法

一、实 验 原 理

光学显微镜（light microscope）是利用光线照明使微小物体形成放大影像的仪器。物镜和目镜的作用都相当于一个凸透镜，由于被检标本是放在物镜下放的1～2倍焦距之间的，故物镜可使标本在物镜上方形成一个倒立的放大实像，该实像正好位于目镜的下焦点（焦平面）之内，目镜进一步将它放大成一个虚像，通过调焦可使虚像落在眼睛的明视距离处，在视网膜上形成一个直立的实像。

分辨率是指显微镜或人眼在25cm的明视距离处，能清楚地分辨被检物体细微结构最小间隔的能力，即分辨出标本上相互接近的两点间的最小距离的能力。显微镜的分辨率由物镜分辨率决定，而目镜与显微镜的分辨率无关，它只将物镜已分辨的影像进行第二次放大。光镜的分辨率（R）可用下式计算：

$$R = 0.61\lambda/N.A.$$

式中λ为照明光源的波长，N.A.为镜口率，即数值孔径（numerical aperture，N.A.），是直接决定显微镜分辨率的一个重要参数。N.A.与分辨率成正比，N.A.越大，显微镜的分辨率越强，但N.A.与焦点深度成反比。各种显微镜的镜口率一般刻在其外壳上。

二、实 验 用 品

1. **材料**　数字、毛发、英语字母装片、蛙血涂片等。
2. **试剂**　二甲苯、香柏油。
3. **仪器设备**　普通光学显微镜、擦镜纸等。

三、方 法 与 步 骤

（一）光学显微镜的主要结构和功能

一般光学显微镜有倾斜式和直立式两种类型，其结构分为机械、照明和光学三部分

（图 1-1）。

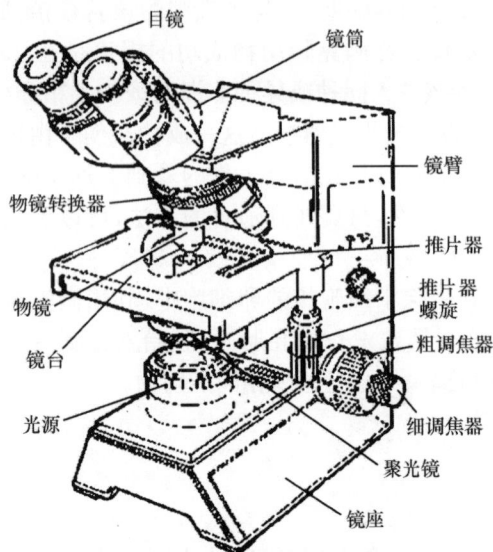

图 1-1　普通光学显微镜的结构

1. 机械部分

（1）镜座：显微镜的基座，用以支持和稳定镜体。

（2）镜柱：与镜座和镜臂相连的垂直结构。

（3）调焦器：能调节焦距，呈同心圆排列，有大小两种螺旋。大螺旋（粗调焦器）可使镜台作较大距离和较快速度地升降，适于低倍镜对焦；小螺旋（细调焦器）可使镜台缓慢升降，用作较精细的调节，适于高倍镜和油镜的对焦。

（4）镜臂：镜柱上方，略呈弓形，便于握提的结构。直立式显微镜在镜臂和镜柱之间有一可动关节称为倾斜关节，使用时可适当倾斜，但倾斜角度不应超过 45°，以免显微镜翻倒。

（5）镜筒：位于镜臂上方的圆筒，上端装有目镜，下端连接物镜转换器。分单筒式和双筒式两种。

（6）物镜转换器（旋转盘）：装在镜臂的前端、镜筒的下端，呈盘状，下面有 3～4 个物镜孔，可安装不同放大倍数的物镜。换用物镜时，可转动物镜转换器，注意一定要将物镜转换器边缘上的缺刻和基座上的"T"形卡相扣合，使物镜与光轴合轴，否则无法观察标本。

（7）镜台（载物台）：位于镜臂前方的方形平台，用以放置玻片标本。台中央有一通光孔，载物台上有标本推进器，既可固定标本，又可使之前后左右移动。标本推进器上有纵横游标尺，可利用游标尺上的刻度作为标记，以便寻找物像。

2. 照明部分　显微镜的照明装置由光源、反光镜、集光器和光圈组成。

（1）光源：显微镜有不带光源和带光源的两类。前者利用自然光源或人工光源照明；后者为电光源照明，电光源灯一般装在镜座里或镜座后的灯壳中，可以使用镜座侧面的电压调节器，调节光源强度。

（2）反光镜（mirror）：不带光源的显微镜才按有反光镜，一般装在镜座上，镜柱的前方，可向各个方向转动。反光镜一面是凹面镜，另一面是平面镜。凹面镜有聚光作用，适用于较弱和散射光，平面镜只有反射作用，一般用于较强光线和固定光源。有时使用平面镜，在视野内会出现窗外景物或窗框等，可下降聚光镜或使用凹面镜以消除之。

（3）集光器（condenser）：又名聚光器，位于镜台通光孔下方，由一组透镜组成。可使反光镜射来的光线集中于标本上，其侧面有一集光器螺旋，调节时可升降集光器，上升时光线增强，下降时光线减弱。

（4）光圈（diaphragm）：又叫虹彩光圈或光阑，位于集光器下方，由许多金属薄片组成，侧面有一光阑小柄，摆动小柄可使光圈扩大或缩小，以调节进光量。

3. 光学部分

（1）目镜（ocular）：短筒状、插入镜筒上端。上面刻有 10×、16× 等符号，表示其放大倍数,可供选择。目镜镜筒内常按有一指针,用以指明视野中观察物像的部位,以利示范和提问。

（2）物镜（objective）：装在物镜转换器上,依放大倍数不同分为：低倍镜、高倍镜和油镜。低倍镜较短,镜孔直径最大,放大倍数为 $4\times$ 或 $10\times$；高倍镜较长,镜孔直径较小,放大倍数为 $40\times$、$45\times$ 或 $60\times$；油镜最长（有的也较短）,镜孔直径最小,放大倍数为 $90\times$ 或 $100\times$。

通常在物镜上刻有相应的标记。如在 10 倍的物镜上刻有：10/0.25 和 160/0.17。10 为物镜放大倍数,0.25 为镜口率（或 N.A. 0.25）；160 为镜筒长度,0.17 为盖玻片厚度,二者单位均为毫米。

镜口率又称数值孔径（numerical aperture；简写为 N.A.）,可以反映物镜分辨力的大小,数字越大,表示分辨力越高,一般 $10\times$ 物镜的 N.A. 为 0.25,$40\times$ 物镜的 N.A. 为 0.65,$100\times$ 物镜的 N.A. 为 1.25 等。

显微镜的总放大倍数等于目镜和物镜放大倍数的乘积。如：目镜 $10\times$、物镜 $100\times$,其放大倍数为 $10\times100=1000$ 倍。

（二）显微镜的使用方法

右手握镜臂,左手托镜座,从镜盒中取出显微镜,轻放在自己座位左前方的实验台上,以离实验台边缘 3～6cm 处为宜。直立式显微镜可使用倾斜关节,镜筒略向自己倾斜（但不能超过 45°）,以便观察。

1. 低倍镜的使用方法

（1）对光：先转动粗调焦器,使镜筒略升高,再旋转物镜转换器,使低倍镜对准通光孔（可听到轻微的碰撞声）。然后打开光圈,上升集光器,双眼睁开,用左眼对准目镜观察,反复转动反光镜,直到视野内光线明亮均匀为止。

（2）放片：取一张玻片标本,认清标本的位置和正反面,将有盖玻片的一面朝上,用压片夹或标本推进器固定,然后用手或标本推进器调节,将要观察的标本对准通光孔的中央。

（3）调焦：先从侧面注视低倍镜,转动粗调焦器,使低倍镜距玻片标本约 0.5cm,然后用左眼从目镜中观察视野,缓慢转动粗调焦器,使低倍镜慢慢上升,当视野中出现物像时,再用细调焦器调节,直到视野中出现清晰的物像为止。

如果在调节焦距时,物镜与标本之间的距离已超过工作距离（指显微镜物像调节清晰时,物镜最下面透镜的表面与盖玻片上表面的距离）而仍未见到物像,则应该严格按上述步骤重新操作。

如果物像不在视野中央,可前后左右移动标本,注意玻片移动的方向与物像移动的方向相反。

如果光线太强或太弱,可慢慢地缩小或扩大光圈；也可下降或上升集光器,找到最合适的光亮度。你会发现最强的光线不一定是最合适的。

2. 高倍镜的使用

（1）一定要在低倍镜下找到物像后,才将要放大观察的部分移至视野正中央,并调节清晰。

（2）从侧面注视物镜,转换高倍镜。

（3）从目镜中观察,可见视野中有不太清晰的物像,此时慢慢地转动细调焦器,即可见到清晰的物像。注意使用高倍镜时,不要随意转动粗调焦器,以免镜筒下降幅度大而损坏标本或镜头。

如果按上述操作看不到物像,应该检查可能的原因,例如:目的物不在视野中,是否由于低倍镜下没有将其移至视野正中;低倍镜的焦距是否调好,玻片标本是否放反;物镜是否松动或有污物等。

3. 油镜的使用

(1)一定要在高倍镜下,将拟用油镜观察的目的物移至视野正中央。

(2)光圈开大,集光器上升到最高位置。

(3)旋转物镜转换器,使高倍镜转开,眼睛注视侧面,在欲观察标本的部位滴上一滴香柏油,转换油镜,使油镜面与香柏油滴接触。

(4)从目镜观察,同时慢慢上下转动细调焦器,直至出现清晰的物像。

油镜用后,必须把镜头和标本上的香柏油擦干净,可用拭镜纸蘸少许二甲苯将镜头和标本上的香柏油擦去,再用干拭镜纸擦净。无盖玻片的标本不能擦,以免损坏标本。临时制片因有水分,不宜用油镜观察。

(三)使用显微镜的注意事项

(1)取镜时,一定要一手握镜臂,一手托镜座,切勿单手斜提,以免碰坏显微镜或部件脱落。

(2)显微镜不可放置在实验台边缘,以防碰翻落地。

(3)使用前要检查,如发现缺损,或使用时损坏,应立即报告指导教师。

(4)放置玻片标本时,应将有盖玻片的一面向上,否则使用高倍镜和油镜时将找不到物像,同时又易损坏玻片标本和镜头;临时制片要加盖玻片,由于含有水分,易于流动,镜台须平放。

(5)不得随意取出目镜或拆卸零部件,以防灰尘落入或丢失、损坏等。

(6)使用显微镜时,应该养成正规操作的习惯,两眼睁开,两手并用,边观察,边记录和绘图等。

(7)维护显微镜清洁。机械部分如有灰尘、污物等可用绸布擦净。光学和照明部分的镜面,只能用拭镜纸轻轻擦拭,切不可用手指、手帕和绸布等擦摸,以免磨损镜面。

(8)显微镜使用后,应升高镜筒,取下玻片标本,再下降镜筒,使每一个物镜都不对准通光孔,垂直反光镜,下降集光器,复原倾斜关节,然后放回镜盒。

四、实 验 结 果

取数字装片、毛发装片、蛙血涂片或其他材料装片,按照上述显微镜的正规使用方法和注意事项,反复练习低、高倍镜的使用,以掌握显微镜的正确使用方法。

1. 蛙血涂片的观察 蛙血涂片上的血膜一般用瑞氏染料染成蓝紫色,对焦后即可见到血细胞,蛙血细胞包括红细胞、白细胞和血小板。

2. 数字装片 取数字装片,先用眼睛直接观察,然后再放到低倍镜下观察。

五、思 考 题

(1)怎样区分低倍镜、高倍镜和油镜?如不注意区分,错用物镜可能造成什么后果?

(2)在对光时,如果视野中出现窗外景物或窗框,你应该怎样处理?

（3）如何调节视野内的光线强度？

（4）使用显微镜观察标本,为什么一定要从低倍镜到高倍镜再到油镜的顺序进行？

（5）如果在高倍镜下,未看到物像,可能有哪些原因？应该怎样解决？

（6）在转动细调焦器时,如已达极限不能转动时,你应该采取什么措施？

实验二　动、植物细胞的基本形态结构

一、实 验 原 理

细胞既是生命的基本单位,也是生命的功能单位。动、植物生长发育是通过细胞分裂、细胞数目增加完成的。而在这个过程中,细胞出现了分化,机体的细胞在结构和功能上出现了差异,分别形成不同类型的细胞、组织和器官。通过在光学显微镜下进行观察,可以发现各种组织细胞有不同的形态结构,而且与其功能是相互适应的。

临时制片是快速简捷观察生物和细胞的方法,了解和掌握临时制片在制作方法对于我们的学习生物学和观察有很大的帮助。在显微镜下绘图是准确记录和描绘所观察对象的方法,而对于学生来说也是加深了解的一个过程。

二、实 验 用 品

1. 材料　玉葱鳞叶、人口腔黏膜上皮细胞、小白鼠及家兔脊髓涂片、家兔骨骼肌纵切片、黑斑蛙透明软骨切片、蟾蜍及人血。

2. 试剂　1%甲苯胺蓝液、0.2%甲基蓝液、磷酸缓冲液(PBS)、蒸馏水、酒精、二甲苯。

3. 仪器设备　显微镜、目镜测微尺、物镜测微尺、载玻片、盖玻片、解剖镊、解剖剪、解剖针、解剖盘、小平皿、消毒牙签、吸水纸、白布、拭镜纸。

三、方 法 与 步 骤

（一）玉葱鳞叶表皮细胞标本的制备及观察

取一载玻片,左手拇指和食指夹住载玻片的两侧,用白布来回擦拭,将擦净的载玻片放于桌上。再取一盖玻片用白绸布轻轻擦拭,因盖玻片很薄,极易损坏,擦拭时需特别小心,若盖玻片有污斑,可滴少量酒精于其上再擦,擦好后放于载玻片一端。取蒸馏水一滴于载玻片中央,用解剖镊在玉葱鳞叶内侧撕下 2～3 mm 的表皮(越薄越好),放于载玻片中央水滴内(若产生皱褶,可用解剖针或解剖镊展平),然后加盖玻片(注意不要产生气泡)制成临时制片。

将制作好的临时制片置低倍镜下观察(显微镜不能倾斜,为什么?),可见玉葱鳞叶表皮是由许多略呈长方形的细胞组成(图 1-2)。每个细胞的外面均有一层较厚的、由纤维素等构成的细胞壁,这是植物细胞的特征之一。细胞核呈圆形或卵圆形,位于细胞中央或靠近细胞边缘(若反复调节调焦器,改变焦距,标本形态有何变化?)。换高倍镜观察,在细胞核内可以看到 1～2 个折光率较强的核仁。细胞膜位于细胞壁的内侧,但二者紧密相贴,在一般光镜下不易分辨。细胞膜与细胞核之间是细胞质。细胞质内,还可以见到液泡,其内充满清澈明亮的细胞液。

（二）人口腔黏膜上皮细胞标本的制备及观察

取载玻片、盖玻片各一张，擦拭干净，滴一滴蒸馏水于载玻片中央，取消毒牙签一根，轻轻刮取颊部任何一侧的上皮（下唇内侧亦可）。然后将取得的标本置于载玻片中央水滴内搅动几下，制成细胞悬液，甲基蓝染色，盖上盖玻片，置低倍镜下观察，可见呈不规则形、或扁平椭圆形、或多边形的细胞，单个或多个连在一起。这就是口腔黏膜上皮细胞。选择清晰而无重叠的细胞，移至视野中央，换高倍镜观察。在高倍镜下，可见细胞中央有一卵圆形的细胞核，细胞质均匀一致（图 1-3）。与玉葱鳞叶细胞比较，两者有何异同？

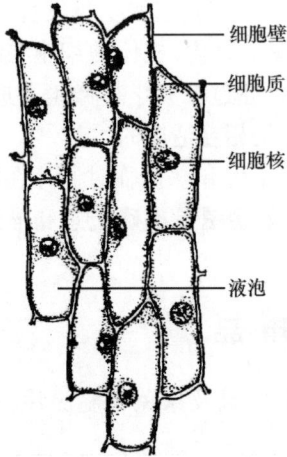

图 1-2　玉葱鳞叶表皮细胞

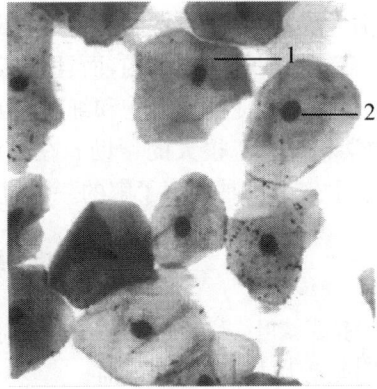

图 1-3　人口腔黏膜上皮细胞
1. 上皮细胞；2. 细胞核

（三）脊髓压片、涂片的制备及观察

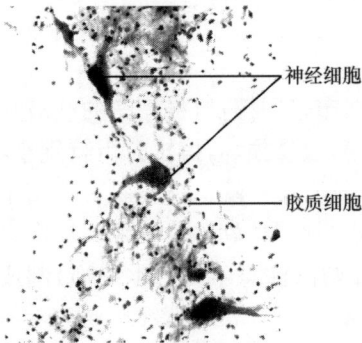

图 1-4　脊髓神经细胞

取一只小白鼠，用剪刀剖开颈部皮肤，去除肌肉，露出颈椎。用剪刀从第一颈椎除去头部，剪开椎管，可见乳白色的脊髓。取脊髓一段（约 0.5cm）放于平皿内，用磷酸缓冲液（PBS，pH 7.0）洗去血迹，放于载玻片上，将另一载玻片压于其上，用拇指挤压标本。将上面的载玻片抽去，即得压片。在压制的标本上滴几滴甲苯胺蓝染液，染色 10 分钟，盖上盖玻片，用吸水纸吸去多余染液，在显微镜下观察。染色较深的是神经胶质细胞，无突起。染成蓝灰色，有突起的是脊髓前角运动细胞，多呈三角形或星形（图 1-4）。

取大蟾蜍如前法制备脊髓神经压片，低倍镜下观察。与鼠脊髓神经细胞比较，有何异同？

（四）骨骼肌标本的制备和观察

剥去大蟾蜍腿部皮肤，取一小块肌肉束（0.3cm），PBS 洗去血液，置于载玻片上，用解剖镊压住肌肉束的一端，解剖针顺肌肉束方向剥离肌肉，获得头发丝粗细的肌纤维，滴一滴 PBS，盖上玻片，低倍镜下观察，可见肌细胞为圆柱形，每个细胞有许多细胞核；换高倍镜观察，可见肌细胞具明暗相间的横纹（图 1-5）。取家兔平滑肌纵切片置于低倍镜下观察，可见肌细胞为梭形,细胞内只有一个细胞核,位于细胞中央(图 1-6)。

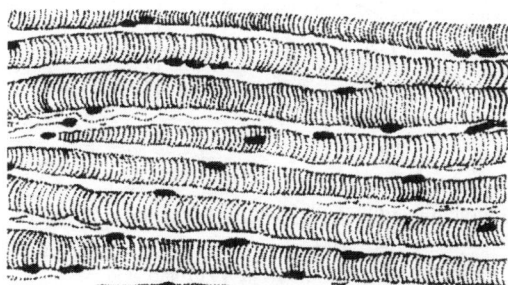

图 1-5 骨骼肌纵切片

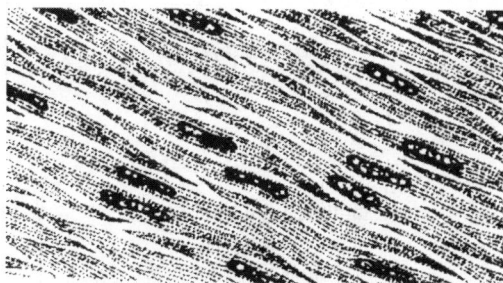

图 1-6 平滑肌纵切片

（五）血涂片标本的制备及观察

打开大蟾蜍胸腔,剪开心脏,取一小滴血于载玻片的一端,另取一张推片(选择边缘平直光滑的载玻片代替),将平滑洁净的一端平置玻片上紧贴血滴的前缘,呈 45°平稳地向前推,使血液在载玻片上形成均匀的一层薄薄的血膜,晾干。置低倍镜下观察,可见大蟾蜍血细胞呈椭圆形,细胞质浅红色,细胞核呈椭圆形(图 1-7)。

取人血一小滴,制片方法同前,在显微镜下观察,可见人红细胞为双凹圆盘形,没有细胞核。白细胞具有分叶核(图 1-8)。

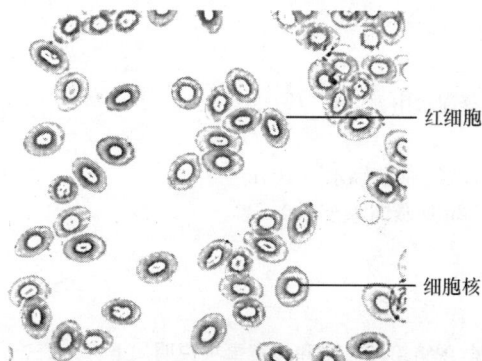

红细胞

细胞核

图 1-7 大蟾蜍血涂片

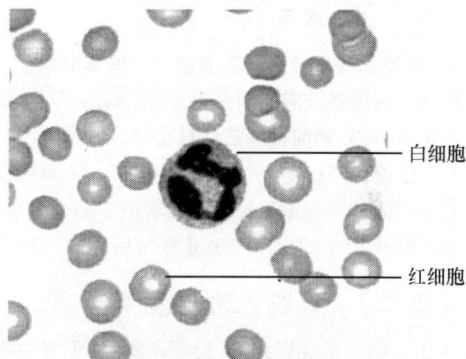

白细胞

红细胞

图 1-8 人血涂片

（六）测微尺的使用

测微尺分目镜测微尺和物镜测微尺,两者配合使用,可以测量细胞大小。目镜测微尺是一个放在目镜内的玻璃圆片,圆片中央刻有一条直线,此线分为若干格,每格所代表的长度随不同物镜的放大倍数而定,因此,在使用前必须用物镜测微尺来测定。物镜测微尺是一片载玻片中央封固的小尺,长 1mm,被分为 100 格,每格长 $10\mu m$。

将物镜测微尺放在显微镜的载物台上,小心转动目镜测微尺,移动物镜测微尺,使两尺平行,零点对齐,记录目镜测微尺格数所对应的物镜测微尺的格数,按下式求出目镜测微尺每格代表的长度(图 1-9)。

目镜测微尺每格的长度:

(目镜测微尺格数所对应的物镜测微尺的格数÷目镜测微尺格数)×$10\mu m$

例如,目镜测微尺是 100 格,其对应的物镜测微尺是 80 格,则目镜测微尺每格代表的其

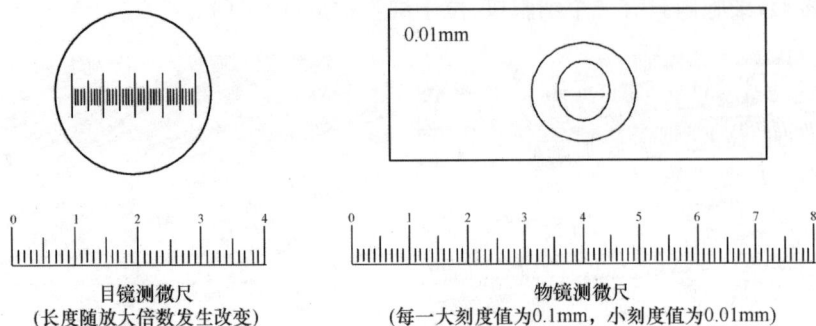

目镜测微尺
（长度随放大倍数发生改变）

物镜测微尺
（每一大刻度值为0.1mm，小刻度值为0.01mm）

图 1-9　测微尺的示意

实际长度为$(80/100) \times 10 = 8\mu m$。测量某一细胞时，如果目镜测微尺测得其横径为 5 格，则此细胞横径为 $8 \times 5 = 40\mu m$。

四、作　业

（1）绘制玉葱鳞叶表皮细胞及口腔黏膜上皮细胞图，注明各部名称。

（2）分别求出使用低倍镜（10×）、高倍镜（40×）的目镜测微尺每格代表的长度。

（3）测量 5 个大蟾蜍红细胞及其细胞核的长、短径，分别求出长、短径的平均值。

［附一］　溶液的配制

1. 1%甲苯胺蓝液　甲苯胺蓝 1g，加蒸馏水 100ml。

2. 0.2%甲基蓝液　甲基蓝 0.28 g，溶于 100ml 蒸馏水中。

3. 0.2mol/L 磷酸缓冲液（pH7.0）

（1）甲液：0.2mol/L Na_2HPO_4 溶液，Na_2HPO_4 7.16g 加蒸馏水至 100ml。

（2）乙液：0.2mol/L KH_2PO_4 溶液，KH_2PO_4 2.72g 加蒸馏水至 100ml。

（3）甲液 61ml 加乙液 39ml 混匀后即成，pH 为 7.0。

［附二］　绘图方法和注意事项

为了正确记录观察结果，加深印象，便于复习掌握，现将绘图方法和注意事项说明如下：

（1）每个学生必须在课前准备好黑色铅笔 3H、HB 各一支，橡皮擦、直尺（或三角板）、削笔刀、绘图纸。

（2）绘图必须真实正确，整洁明了，各部分比例应与标本一致。认真观察标本后，方可开始绘图。绘图不得潦草，更不能抄袭书上或他人的图。

（3）只在绘图纸的一面绘图，每幅图的大小、位置必须分配适宜，布局合理。图的位置一般偏于纸的左侧，右侧作引线及注字，一般较大的图每页绘一个，较小的图可绘数个。

（4）铅笔应经常保持尖锐。绘图时，先用软铅笔（HB）把标本轮廓及主要部分轻轻绘出，然后添加各部分详细结构，再加以修改，核实与所描绘的标本准确无误后，再用尖的铅笔以清晰的线条绘出全图，不必要的笔画用橡皮擦去。

（5）用线条表示图的范围，点表示明暗或浓淡，线条要均匀，点要圆润。

（6）绘图纸上所有的字必须用硬铅笔以楷书写出，不可潦草，注意排列整齐，引线应水平伸出，各引线不能交叉，图的名称应写在该图的下面。

小　结

通过本章节的学习，我们学习了常见细胞生物学技术种类。观察细胞的显微结构要用显微镜技术,不同的显微镜技术针对不同的观察目的;研究细胞内的化学成分需采用组织化学技术或细胞化学技术;进行分析细胞内各种细胞器的功能要将其从细胞中分离出来,主要采用离心技术;研究细胞的生理特性和功能可用细胞体外培养技术,细胞培养可分为原代培养和传代培养两种,其要点是无菌技术,同时模拟体内环境离体培养细胞。

知识扩展

表 1-1　细胞生物学发展史上一些重要进展

年代	学者	主要贡献
1665	R.Hooke	著有《显微图谱》一书,首次发现木栓中有许多蜂窝状小孔,并命名为"cell"
1674	A.van Leeuwenhoek	首先发现了细菌、原生生物、红细胞、精子等活细胞
1824	Dutrochet	初次提出动植物组织是由细胞单位组成
1838	M.Schleidon	证实植物体是由细胞所组成
1839	T.Schwann	证明动物体是由细胞所组成,并总结出"细胞学说"
1840	J.Purkinje	提出了组成细胞的原生质概念
1855	R.Virchow	提出了细胞只能由细胞分裂而来的观点
1873	A.Schneider	首次提到有丝分裂
1880	W.Flemming	表明在核分裂过程中染色体纵裂为二,分别移入两个子细胞核中
1888	T.Boveri	发现中心粒
1889	R.Altmann	把核内含磷的酸性物质核素称为核酸
1898	C.Benda	发现线粒体
1898	C.Golgi	发现网状体,即高尔基体
1931	M.Knoll 和 E.Ruska	发明了电子显微镜
1935	F.Zernicke	发明了相差显微镜
1953	J.D.Watson, H.C.Crick 和 H.F.Wilkins	提出了 DNA 双螺旋模型,1962 年获诺贝尔奖
1958	J.D.Robertson	提出了膜结构的三层式单位膜模型
1961	P.Mitchell	提出线粒体氧化磷酸化偶联机制的化学渗透学说,1978 年获诺贝尔奖
1970	L.Marglis	创立真核生物进化的内共生学说
1971	H.M.Temin	阐明原癌基因与细胞癌变的关系
1972	S.J.Singer 和 G.L.Nicolson	创立生物膜的流动镶嵌模型
1974	A.L.Olins 和 D.E.Olins	在电镜下观察到染色质纤维是由柱状颗粒串组成
1974	R.D.Korberg	主要染色质是由 DNA 和组蛋白构成的核小体亚单位重复组成
1976	K.Weber	发现细胞骨架中的 10nm 丝
1976	E.Neher 和 B.Sakmann	发现细胞质膜上的离子通道,1991 年获诺贝尔奖
1992	E.Fischer 和 E.Krebs	阐明细胞周期调节蛋白的可逆磷酸化的调节作用,1992 年获诺贝尔奖
1994	A.G.Gilman 和 M. Rodbell	发现 G 蛋白及其在细胞内信号转导中的作用,1994 年获诺贝尔奖
1999	G.Blobel	创立胞内蛋白质运输信号学说,阐明内质网蛋白质合成分子机制
2001	L.Hartwell	发现细胞分裂的检测点基因,2001 年获诺贝尔奖
2002	J.Brenner,Sulton 和 R.Horvitz	研究线虫的发育、细胞谱系和细胞凋亡,发现了凋亡机制,2002 年获诺贝尔奖

续表

年代	学者	主要贡献
2003	P.Agre 和 R.Mackinon	发现质膜的水、离子通道,研究其结构和机制,2003 年获诺贝尔奖
2007	M. R. Capecchi, O. Smithies 和 M.J. Evans	在涉及胚胎干细胞和哺乳动物 DNA 重组方面的开创性成绩,产生了"基因靶向"技术,2007 年获诺贝尔奖
2008	O. Shimomura , M. Chalfie 和 钱永健	绿色荧光蛋白标记技术,2008 年获诺贝尔奖
2009	E. H. Blackburn, C. W. Greider 和 J.W.Szostak	发现了端粒和端粒酶及其功能,2009 年获诺贝尔奖
2011	B. A. Beutler, J. A. Hoffmann 和 R.M. Steinman	发现激活先天免疫方面以及获得性免疫中树突细胞及其功能

英文词汇

显微镜	microscope	光学显微镜	light microscope
相差显微镜	phase contrast microscope	荧光显微镜	fluorescence microscope
激光扫描共聚焦显微镜	laser scanning confocal microscope	电子显微镜	electron microscope
组织化学技术	hischemistry	细胞化学技术	cytochemistry
流式细胞术	flow cytometer,FCM	电泳	electrophoresis, EP
离心	centrifugation	细胞培养	cell culture
原代培养	primary culture	传代培养	subculture culture
细胞融合	cell fusion	杂交瘤技术	hybridoma technique
单克隆抗体	monoclonal antibody	克隆	clone

复习题

1. 如何才能观察到细胞的基本形态结构,为什么?
2. 什么是细胞培养,其种类有哪些,用途是什么?
3. 现代细胞生物学技术的种类有哪些,发展趋势如何?

(杨雨晗)

第二章　细胞的物质基础

学习目标

1. 掌握细胞内主要有机大分子的显示方法。
2. 熟悉细胞内主要有机大分子的定位与定性方法。
3. 了解细胞内主要有机大分子的定量分析技术。

理论基础

一、核酸、蛋白质的发现过程

（一）核酸的发现

1868 年，人们发现了核酸。在德国化学家霍佩·赛勒的实验室里的研究生米歇尔，收集实验室附近一家医院扔出的带脓血的绷带，并用胃蛋白酶分解脓血中与病菌"作战"而战死的白细胞和被杀死的人体细胞，结果细胞的大部分被分解了，但蛋白酶对细胞核不起作用；他进一步对细胞核内物质进行分析，发现含有一种富含磷和氮的物质。霍佩·赛勒用酵母做实验，证明米歇尔对细胞核内物质的发现是正确的。于是他便给这种从细胞核中分离出来的物质取名为"核素"，后来人们发现它呈酸性，因此改叫"核酸"。

（二）蛋白质的发现

蛋白质的发现比核酸早 30 年，在 18 世纪，A. Fourcroy 和其他一些研究者发现用酸处理一些分子能够使其凝结成絮状，当时他们分析了蛋清、血液、纤维素和小麦面筋等富含蛋白质的样本。荷兰化学家 G. J. Mulder 对一般的蛋白质进行元素分析发现几乎所有的蛋白质都有相同的实验公式。用"蛋白质"这一名词来描述这类分子是由 Mulder 的合作者永斯·贝采利乌斯于 1838 年提出。进入 20 世纪，组成蛋白质的 20 种氨基酸中已有 12 种被发现，到 1940 年则全部被发现。

二、细胞组分的分析方法

（一）用超速离心技术分离生物大分子及其复合物

1. 差速离心　用低渗匀浆、超声破碎或研磨等方法可以使细胞质膜破损，形成细胞组分组成的混合匀浆，再通过差速离心，即利用不同的离心速度所产生的不同离心力将各种亚细胞组分和各种颗粒分开。

2. 密度梯度离心　将要分离的细胞组分小心地铺放在含有密度逐渐增加的、形成密度梯度的、高溶解度的、惰性物质（如蔗糖）溶液的表面，然后离心，不同的组分将以不同的沉降速率沉降，形成不同的沉降带。各组分的沉降率与它们的形状和大小有关，通常以沉降系数（S 值）表示。超速离心机转速可达 10^5 r/min，产生 60 万倍重力场。在这巨大离心力的作用下,甚至相当小的 tRNA(沉降系数 4s)和单一的酶都可根据其沉降系数相互分离开。

(二) 细胞内核酸、蛋白质、糖类与脂质等显示方法

利用一些显色剂能与胞内一些特殊基团进行特异性结合的特征,能判断某种物质在细胞内的分布及含量。

1. 福尔根(Feulgen)反应 福尔根反应是专一显示 DNA 的一种染色法。标本经水解去掉 RNA 后,DNA 经弱酸(1mol/L HCl 溶液)水解后,嘌呤碱与脱氧核糖间的糖苷键被打开,并且使脱氧核糖与磷酸间的磷脂键断开,在脱氧核糖的一端形成游离的醛基。醛基在原位与 Schiff(无色品红亚硫酸溶液)试剂结合形成化合物,其内的醌基显现紫色,使细胞内含有 DNA 的部位呈紫红色阳性反应。

2. 米伦(Millon)反应 蛋白质溶液中加入米伦试剂(亚硝酸汞、硝酸汞及硝酸的混合液),蛋白质首先沉淀,加热则变为红色沉淀,此反应为酪氨酸的酚核所特有的反应,因此含有酪氨酸的蛋白质均呈米伦反应。

3. PAS 反应 用高碘酸氧化多糖时,醛基被游离出来,而显 Schiff 阳性反应,称为 PAS(periodic acid schiff)反应,一直被用作为多糖的组织化学检测方法。将固定好的切片用水及酒精洗涤后以 0.5% HIO_4 溶液处理,待充分洗去 HIO_4 后,浸于 Schiff 试剂中,含多糖部位就被染成红色。此反应基于 1,2-乙二醇基(—CHOH—CHOH)的存在,大部分多糖都出现阳性。但是除多糖外,有些脂质和蛋白质也有阳性反应,故标本需要除去脂质和蛋白质,在动物组织里的黏蛋白,植物组织里的纤维素、淀粉粒常被染色。在制作切片时,若能预先防止糖原流出,则可用于糖原的检测。

4. 苏丹Ⅲ染色 苏丹Ⅲ在脂肪中的溶解度比在乙醇溶液中的溶解度大,当用苏丹Ⅲ的乙醇溶液处理含有脂肪的生物组织时,乙醇溶液中的苏丹Ⅲ进入脂肪中,将脂肪染成橘黄色。

(三) 特异蛋白抗原的定位与定性

1. 免疫荧光技术 免疫荧光技术(immunofluorescence technique)又称荧光抗体技术,是标记免疫技术中发展最早的一种。它是在免疫学、生物化学和显微镜技术的基础上建立起来的一项技术。很早以来就有一些学者试图将抗体分子与一些示踪物质结合,利用抗原抗体反应进行组织或细胞内抗原物质的定位。

2. 免疫电镜技术 免疫电镜技术是免疫化学技术与电镜技术结合的产物,是在超微结构水平研究和观察抗原、抗体结合定位的一种方法。它主要分为两大类:一类是免疫凝集电镜技术,即采用抗原抗体凝集反应后,再经负染色直接在电镜下观察;另一类则是免疫电镜定位技术。该项技术是利用带有特殊标记的抗体与相应抗原相结合,在电子显微镜下观察,由于标准物形成一定的电子密度而指示出相应抗原所在的部位。免疫电镜的应用,使得抗原和抗体定位的研究进入到亚细胞的水平。

免疫电镜与免疫荧光区别在于抗体需要标记金属,如胶体金标记:胶体金是一种金颗粒,因静电作用而相互排斥,故为胶体金,其表面能结合各种生物大分子。可用于蛋白的分泌动态、胞内酶的研究、结构蛋白的研究。

(四) 细胞内特异核酸序列的定位与定性

原位杂交技术的基本原理是利用核酸分子单链之间有互补的碱基序列,将有放射性或非放射性的外源核酸(即探针)与组织、细胞或染色体上待测 DNA 或 RNA 互补配对,结合成专一的核酸杂交分子,经一定的检测手段将待测核酸在组织、细胞或染色体上的位置显示出来。为显示特定的核酸序列必须具备 3 个重要条件:组织、细胞或染色体的固定、具有能与特定片段互补的核苷酸序列(即探针)、有与探针结合的标记物。

RNA 原位核酸杂交技术是指运用 cRNA 或寡核苷酸等探针,检测细胞和组织内 RNA 表达的一种原位杂交技术。其基本原理是:在细胞或组织结构保持不变的条件下,用标记的已知的 RNA 核苷酸片段,按核酸杂交中碱基配对原则,与待测细胞或组织中相应的基因片段相结合(杂交),所形成的杂交体 (hybrids)经显色反应后在光学显微镜或电子显微镜下观察其细胞内相应的 mRNA、rRNA 和 tRNA 分子。RNA 原位杂交技术经不断改进,其应用的领域已远超出 DNA 原位杂交技术。尤其在基因分析和诊断方面能作定性、定位和定量分析,已成为最有效的分子病理学技术,同时在分析低丰度和罕见的 mRNA 表达方面已成为分子生物学技术的一重要方向。

（五）放射性标记技术研究生物大分子在细胞内的合成动态

利用放射性同位素的电离辐射对乳胶的感光作用,对细胞内生物大分子进行定性、定位、定量的研究。放射自显影的原理是利用放射性同位素所发射出来的带电离子(α 或 β 粒子)作用于感光材料的卤化银晶体,从而产生潜影,这种潜影可用显影液显示,成为可见的"像",因此,它是利用卤化银乳胶显像检查和测量放射性的一种方法。

放射性核素的原子不断衰变,当衰变掉一半时所需要的时间称为半衰期。各种放射性核素的半衰期长短不同,在自显影实验中多选用半衰期较长者。对于半衰期较短的核素,应选用较快的样品制备方法,所用剂量也应加大。

实验观察

实验　细胞的化学成分观察

一、实验原理

（一）细胞内 DNA 和 RNA 的原位显示

细胞被甲基绿-派洛宁混合液染色后,其中的 DNA 和 RNA 将呈现不同的颜色,这是由于 DNA、RNA 的聚合程度不同引起的。DNA 聚合程度较高,与甲基绿结合后被染成蓝绿色,而 RNA 聚合程度较低,与派洛宁结合后显示红色。

（二）蛋白质

1. 细胞内酸性蛋白和碱性蛋白的原位显示　细胞中不同的蛋白质分子所携带的酸性基团和碱性基团的数量不同,造成这些蛋白质在一定的 pH 溶液中所携带的电荷数也不相同。生理条件下细胞中带负电荷多的蛋白质即为酸性蛋白,而带正电荷多的蛋白质即为碱性蛋白。用三氯醋酸将细胞中的核酸抽提掉,再用不同 pH 的固绿染液分别染色,则可将细胞内的酸性蛋白和碱性蛋白显示出来。

2. 糊粉粒　蛋白质可以储藏物的形式存在于植物种子内。某些植物种子胚乳细胞中液泡内的储藏蛋白质因水分丧失而成结晶体,称为糊粉粒,革兰碘液能与糊粉粒作用而呈黄色。

（三）细胞内过氧化物酶的原位显示

在生物体内,细胞代谢过程中会产生对机体有害的过氧化氢。细胞内有过氧化氢酶
(catalase)存在,能使有毒的过氧化氢分解,生成水并释放氧气,对机体起保护作用。

（四）细胞内碱性磷酸酶的原位显示

中性粒细胞胞质中的碱性磷酸酶在 pH9.6 的碱性条件下能水解磷酸萘酚,生成萘酚,
后者立即与重氮盐偶联生成不溶性的有色沉淀,位于胞质中的酶活性处。重氮盐有多种,
常用的有坚牢蓝 RR,坚牢蓝 BB,坚牢紫酱等。

（五）碳水化合物的观察

1. 可溶性糖类　单糖和双糖是以溶解状态存在于活细胞中,凡是含有自由醛基(—
CHO)、或含 α OH、或多羟基的酮基(—CO—)的单糖或双糖,都能在碱性溶液中将二价铜
离子(Cu^{2+})还原成一价铜离子(Cu^+),从而生成砖红色的氧化亚铜沉淀。

2. 淀粉　淀粉是植物细胞内储藏的最重要的碳水化合物,遇碘可变成蓝色或紫色。

（六）脂肪的观察

苏丹染料染脂类是一种简单的物理变化,即苏丹染料是一种脂溶性染料,易溶于乙醇
溶液但更易溶于脂肪,所以当含有脂肪的标本与苏丹染料接触时,苏丹染料即脱离乙醇溶
液而溶于该含脂结构中而被染色。

二、实 验 用 品

1. 材料　蟾蜍、豚鼠、马铃薯、苹果、小鼠肠系膜。

2. 试剂　70％乙醇溶液、甲基绿-派洛宁混合液、5％三氯醋酸溶液、0.1％酸性固绿溶
液(pH2.2)、0.1％碱性固绿(pH8.0～8.5)、1％革兰碘液、2％菲林试剂、基质孵育液。

3. 仪器设备　温箱、光学显微镜、剪刀、镊子、解剖盘、牙签、吸水纸、载玻片、盖玻片、染
色缸、湿盒。

三、方 法 与 步 骤

（一）细胞内 DNA 和 RNA 的原位显示

1. 蟾蜍血涂片的制备　处死蟾蜍后,打开体腔,剪开心包,小心地在心脏尖剪一小口,
血液从心脏流出,用干净载玻片的一端蘸取少许血液,以 30°～40°紧贴另一载玻片的一端,
向玻片的另一端推去,形成较薄的血膜,血涂片制备完成后,室温下晾干备用。

2. 固定　取一张晾干的血涂片,放入 70％乙醇溶液中固定 5～10min 后取出,室温下
晾干。

3. 染色　将已经固定的晾干的血涂片放入甲基绿-派洛宁混合液中染色 10～15min 取
出,用吸水纸吸去多余染液后,放在显微镜下镜检观察。

4. 实验结果　在低倍镜和高倍镜下,可以观察到蟾蜍红细胞的细胞质呈现红色,细胞
核呈现蓝绿色。说明 DNA 主要分布于细胞核;而 RNA 主要分布于细胞质。

（二）蛋白质

1. 细胞内酸性蛋白和碱性蛋白的原位显示

（1）固定:每组取 2 张已经晾干的蟾蜍血涂片(前面已经制备好),放入 70％乙醇溶液中

固定 5～10min,取出晾干备用。

(2) 抽提核酸:将 2 张已经固定的晾干后的血涂片放入 5‰三氯醋酸溶液中抽提核酸 15min,该步骤在温度高于 60℃(T＞60℃)的水浴箱中进行,取出后用自来水反复冲洗,晾干后进行染色。

(3) 染色:一张血涂片放入 0.1‰酸性固绿(pH2.2)中染色 10min;另一张血涂片放入 0.1‰碱性固绿(pH8.0～8.5)中染色 40～60min,取出后用自来水反复冲洗干净后,晾干,置于显微镜下观察。

(4) 实验结果:在低倍镜和高倍镜下,可以观察到经 0.1‰酸性固绿染色的蟾蜍红细胞的细胞质和核仁均被染成绿色,说明酸性蛋白主要分布于细胞质和核仁区域;经 0.1‰碱性固绿染色的蟾蜍红细胞的细胞核被染成绿色,说明碱性蛋白主要分布于细胞核区域。

2. 糊粉粒　取发芽的小麦种子,在其胚芽附近横切一薄片,放于载玻片上,加上革兰碘液一滴,盖上盖玻片。在高倍镜下观察,可见种子中部染成蓝色,种皮内有一层略呈方形的细胞中有被染成黄色的颗粒,这就是蛋白质结晶体即糊粉粒。

(三) 细胞内过氧化物酶的原位显示

(1) 准备新鲜马铃薯和熟马铃薯各一小块。

(2) 用刀片分别切取新鲜马铃薯和熟马铃薯各一小块,置于载玻片两端,同时滴加新配制 2‰ 过氧化氢溶液 2～3 滴。

(3) 实验观察:立即观察反应现象,哪一块周围有气泡生成,为什么?

(四) 细胞内碱性磷酸酶的原位显示

(1) 新鲜干燥的蟾蜍血涂片用冷 10‰甲醛甲醇固定液固定 30s,流水轻轻冲洗 30～60s,待干。

(2) 把涂片浸入基质孵育液中,37℃(或室温下)孵育 10～15min。

(3) 流水冲洗 1～2min,加苏木精染色液中复染 5～8min,流水冲洗,待干,镜检。

(4) 结果与评价:采用不同的重氮盐,酶的活性显色也不同,用坚牢蓝 B(或 BB、RR)酶活性呈蓝紫色,用坚牢红 TR(或坚牢紫 B)酶活性呈红色。

萘酚法有三个优点:①反应产物溶解度小。局部比较明显;②萘酚化合物能较快地被水解,可缩短孵育时间;③反应产物立即可见,并显示出颜色。

注意事项:①磷酸奈酚盐和重氮试剂品种繁多,应根据基质选择相适应的重氮盐,坚牢蓝等重氮盐的质量好坏是本法成败的关键。②基质孵育液必须临用前新鲜配制,应先将血膜固定干燥后,才开始配制基质液。

(五) 碳水化合物的观察

1. 可溶性糖类　吸取裴林试剂 2 滴于载玻片上,用刀片切取一薄片新鲜苹果,放于溶液中。将载玻片于酒精灯上微微加热,盖上盖玻片后,置低倍镜下观察,细胞内出现大量砖红色的氧化亚铜颗粒。

2. 淀粉　取清洁的载玻片 1 张,先加 1 滴清水在载玻片中央,然后加 1/2 滴 1‰革兰碘液,混匀。再用刀片切取生马铃薯一薄片(越薄越好)放入染液中,盖上盖玻片。置于低倍镜下观察,可见薄壁细胞中充满了大小不等的卵圆形或圆锥形的蓝色颗粒,即为淀粉粒,它是细胞中的一种内含物。移走低倍镜,换高倍镜观察,可见淀粉粒具有层纹结构。

（六）脂肪的显示

（1）利用拉断颈椎的方法处死小鼠。

（2）打开腹腔，取出消化道，剪取一小段肠管，将小鼠肠系膜平铺于盖玻片上，保留肠管以起到固定作用。

（3）用 50% 乙醇溶液至 70% 乙醇溶液进行冲洗。

（4）染色：滴加适量苏丹Ⅲ染液，染色 30min。在染色过程中需经常检查染色液的量，防止由于乙醇蒸发造成的染料沉淀，影响染色效果。染色结束后用 70% 乙醇溶液中稍洗，苏木精复染 1min，水洗，镜检。

［附］ 试剂的配制

1. 甲基绿-派洛宁混合液

（1）0.2mol/L 醋酸缓冲液（pH4.8）：

冰醋酸 1.2ml，加蒸馏水至 100ml。

醋酸钠（NaAc·3H$_2$O）2.72g 溶于 100ml 蒸馏水中。

使用时两种液体按照 2：3 的比例混合。

（2）2% 甲基绿染液：去杂质甲基绿粉 2.0g 溶于 100ml 0.2ml/L 醋酸缓冲液（pH4.8）中。甲基绿粉往往混合有影响染色效果的甲基紫，所以必须预先除去，其方法是甲基绿粉溶于蒸馏水，装入分液漏斗中，加足量的氯仿用力振荡，静置，弃去含甲基紫的氯仿，再加入氯仿重复数次，至氯仿中无甲基紫为止，最后放入 40℃ 温箱干燥备用。

（3）1% 派洛宁染液：派洛宁 1.0 溶于 100ml 0.2mol/L 醋酸缓冲液（pH4.8）。

上述各种溶液预先配置完成，使用时将 2% 甲基绿染液和 1% 派洛宁染液以 5：2 的比例混合即成。该溶液须现配现用，不宜久置。

2. 5% 三氯醋酸　三氯醋酸 5.0g 溶于 100ml 蒸馏水中。

3. 0.1% 酸性固绿（pH2.2）　固绿 0.2g 溶于 100ml 蒸馏水中，制成 0.2% 固绿液，再取盐酸（比重 1：19）0.11ml 加蒸馏水至 100ml，使用时将 0.2% 固绿液和上述盐酸稀释液以 1：1 混合即为 0.1% 酸性固绿（pH2.2）。

4. 0.1% 碱性固绿（pH8.0～8.5）　先配制 0.2% 固绿液（方法同上），再取碳酸氢钠 50mg 溶于 100ml 蒸馏水中制成 0.05% 的碳酸氢钠溶液，使用时将上述两种溶液以 1：1 混合即成 0.1% 碱性固绿（pH8.0～8.5）。

5. 裴林试剂

甲液：结晶硫酸铜（CuSO$_4$·5H$_2$O）34.5g，溶于 500ml 蒸馏水中。

乙液：将酒石酸钾钠 173g 和氢氧化钠 125g，溶于 500ml 蒸馏水中，临用前将甲溶液和乙溶液等量混合。

6. 基质孵育液配制

萘酚 AS（或萘酚 AS-MX）	10～25mg
N,N-二甲基甲酰胺液	0.5ml
0.2mol/L Tris 盐酸缓冲液（pH 8.2～9.2）	50ml
坚牢蓝 B（或 BB、RR，或坚牢红 TR、坚牢蓝 VRT）	50mg

混合、搅拌及过滤，必要时可使用氢氧化钠调整 pH。

7. 革兰碘液　碘化钾 2g，碘 1g，溶于 300ml 蒸馏水中。

8. 苏丹Ⅲ　0.2g 苏丹Ⅲ溶于 100ml 70% 乙醇溶液中，过滤后使用。

小 结

蛋白质、核酸、糖类和脂类是细胞内主要的有机化合物。各种有机分子都有其特定的理化性质,可用特殊的呈色反应显示其在细胞中的存在。细胞组分的分离纯化多采用超速离心等技术。成分分析则可结合细胞化学技术、免疫荧光技术、免疫电镜技术、原位杂交技术等进行。利用放射性标记技术还可以研究生物大分子在细胞内的合成动态。

知识扩展

核酶的发现

核酶(ribozyme)主要指一类具有催化功能的 RNA,亦称 RNA 催化剂。1982 年,Thomas Tech 等研究原生动物四膜虫 rRNA 时,首次发现 rRNA 基因转录产物的 I 型内含子剪切和外显子拼接过程可在无任何蛋白质存在的情况下发生,证明了 RNA 具有催化功能。为区别于传统的蛋白质催化剂,Tech 给这种具有催化活性的 RNA 定名为核酶。1983 年 Altman 等人在研究细菌 RNase P 时发现,当约 400 个核苷酸的 RNA 单独存在时,也具有完成切割 rRNA 前体的功能,并证明了此 RNA 分子具有全酶的活性。随着研究的深入,Tech 发现 L-19 RNA 在一定条件下,能以高度专一性的方式去催化寡聚核苷酸底物的切割与连接。核酶可以识别底物 RNA 的特定序列,并在专一性位点上进行切割,其特异性接近 DNA 限制性内切酶,高于 RNase,具有很大的潜在的应用价值。

核酶的发现,从根本上改变了以往只有蛋白质才具有催化功能的概念,为此,Tech 和 Altman 也因此获得了 1989 年的诺贝尔奖。

英文词汇

蛋白质	protein	酶	enzyme
氨基酸	amino acid	肽键	peptide bond
核酸	nucleic acid	糖	carbohydrate
葡萄糖	glucose	核糖	ribose
淀粉	starch	脂类	lipid

复习题

1. 细胞内主要的化学物质有哪些,各有什么主要的生理功能?
2. 如何在显微镜下分别显示细胞内糖类、DNA、RNA、脂类的存在?
3. 如何理解蛋白质和核酸是细胞的基本物质基础?

(王 兰)

第三章 细胞膜的组成和分子结构

学习目标

1. 掌握研究细胞膜的化学组成和结构的经典实验。
2. 熟悉细胞膜特性的研究方法。
3. 了解细胞膜功能的研究方法。

理论基础

无论是原核细胞还是真核细胞,细胞质的外围均由一层细胞膜(cell membrane)包围,又称质膜(plasma membrane)。在原始生命物质进化过程中,细胞膜的形成是关键的一步,没有细胞膜,细胞形式的生命就不能存在。经过一个多世纪的研究,现已认识到细胞膜的分子组成和基本结构特性,它不仅是细胞的保护屏障,更重要的是细胞与细胞及外围环境间相互交流的重要通道。

一、细胞膜的发现

由于细胞膜是一层薄而透明的薄膜,在光镜下无法直接观察到,所以对细胞膜的研究首先是从其生理功能进行研究的,人们对细胞膜的认识经历了相当长的时间。

1855 年,K. W. Mageli 发现细胞表面有阻碍染料进入的现象,提示膜结构的存在。他发现色素透入已损伤和未损伤的植物细胞的情况并不相同,然后通过细胞的渗透特性去研究细胞的"边界"(他首次把细胞"边界"称为"质膜")。K. W. Mageli 和 Cramer 通过实验发现细胞具有敏感的渗透特性,当细胞外面的溶质渗透强度大时,细胞就变小;溶质渗透强度小时,细胞就变大。K. W. Magel 提出,细胞与环境之间正是通过这种"边界"发生关系的。

德国植物生理学家 W. Pfeffer 对植物细胞的渗透行为进行了大量的试验,并于 1897 年提出了两个重要的结论:第一,细胞是被质膜包被着的;第二,这层质膜是水和溶质通过的普遍障碍。同时,很快又发现,细胞膜这个屏障具有明显的选择性,一些物质可通过它,而另一些物质几乎完全不能通过。

1899 年,英国细胞生理学家 C. Overton 以植物为材料,对 500 多种物质穿过质膜进行了上万次实验,他发现分子的极性越大,进入细胞的速度越小,当增加非极性基团(如烷基链)时,化合物进入的速度便增加。C. Overton 的结论是,控制物质进入细胞的速度的细胞膜是脂肪性物质,其中含有固醇和其他脂类,初步明确了细胞膜的化学组成。

1931 年,Plowe 将显微操作技术应用于细胞膜的研究,证明了细胞膜的存在。但是,学者们对膜的认识都还是假设的,他们都未能观察到细胞膜。直到 20 世纪 50 年代,电子显微镜技术的发展,才发现细胞的边界膜是一个"两暗一明"的铁道轨形状,称为单位膜(unit membrane)。除细胞膜以外,在细胞内还存在一些由膜组成的结构,即内膜系统,统称为生物膜(biomembrane)。20

世纪60年代以后,随着生化技术、冷冻蚀刻以及分子生物学技术的发展,对生物膜的研究深入到分子水平,人们对生物膜的组成和各组分的作用及不同组分的相互作用有了新的认识。

二、细胞膜结构模型的研究

1925年,荷兰人E. Gorter和F. Grendel用丙酮抽提红细胞膜结构,计算出红细胞膜平铺面积约为其表面积的两倍,提出脂质双分子层模型。

J. Danielli和H. Davson 1935年发现质膜的表面张力比油-水界面的张力低得多,推测膜中含有蛋白质,从而提出了"蛋白质-脂类-蛋白质"的三明治模型。认为质膜由双层脂类分子及其内外表面附着的蛋白质构成的。1959年在上述基础上提出了修正模型,认为膜上还具有贯穿脂双层的蛋白质通道,供亲水物质通过。

1959年,J. D. Robertson用超薄切片技术获得了清晰的细胞膜照片,显示暗-明-暗三层结构,厚约7.5nm。他提出"单位膜"模型,认为膜由厚约3.5nm的双层脂分子和内外表面各厚约2nm的蛋白质构成。单位膜模型的不足之处在于把膜的动态结构描写成静止不变的。

随后冷冻蚀刻技术显示双层膜中存在蛋白质颗粒,免疫荧光技术证明质膜中蛋白质是流动的。据此S. J. Singer和G. L. Nicholsom等人在1972年提出生物膜的流动镶嵌模型,结构特征为:生物膜的骨架是磷脂类双分子层,蛋白质分子以不同的方式镶嵌其中,细胞膜的表面还有糖类分子,形成糖脂、糖蛋白;生物膜的内外表面上,脂类和蛋白质的分布不平衡,反映了膜两侧的功能不同;脂双层具有流动性,其脂类分子可以自由移动,蛋白质分子也可以在脂双层中横向移动。这是目前最为接受的一种模型,但其局限性在于未表达出流动性不均一。

基于流动镶嵌模型的局限,1977年Jain与White提出了"板块与镶嵌模型"。该模型主张生物膜中流动性不同的区域形成一个个板块,它们镶嵌在一起,组成膜的动态结构。事实上与"液态镶嵌模型"并没有本质的区别,只不过是前者对膜的流动性的分子基础作了进一步解释,补充了膜流动的不均一性。

进一步研究发现大多数哺乳动物细胞质膜中具有富含胆固醇和鞘脂(鞘磷脂和鞘糖脂)的微区(现称为脂筏)具有独特的物理化学特性,即其形成的液态有序相漂浮于甘油磷脂的液体海洋中,在生理过程中发挥着重要的作用。1992年Brown和Rose通过周密翔实的试验提出了脂筏的假设,说明这类脂锚定蛋白和信号激酶可以进出的特殊微区(microdomain)。模型提出:脂筏是质膜上富含胆固醇和鞘磷脂的微区,大小约70nm左右,是一种动态结构,位于质膜的外小页。脂筏就像一个蛋白质停泊的平台,与膜的信号转导、蛋白质分选均有密切的关系。

三、膜结构分子的研究

各种细胞的质膜和细胞内膜的微量化学分析结果表明,膜主要是由脂类、蛋白质和糖类组成。进入20世纪80年代以来,随着各种生物物理、生物化学形态学技术的应用,人们对生物膜脂类分子及蛋白质结构、膜中各组分间的相互作用以及这些相互作用动力学等方面的研究又取得了重大进展。

(一)脂质分子的结构研究

应用X射线衍射技术、核磁共振技术等已成功地确定了脂质分子的高分辨结构。如磷脂酰胆碱和磷脂酰乙醇胺的结构相似,它们头部基团α链的主轴与两条脂肪酸链之一的γ链几乎垂直,所以头部基团平行于膜表面;另一条脂肪酸链β链的前两个C原子与膜平面平行,以后的 C 链经过一个转角与 γ 链平行,所以 β 链在脂双层中较 γ 链短。这些结构的阐明对于进一步了解脂双分子层的细节及其形成奠定了基础。头部基团取向的稳定性是由分子内部相互作用决定的,并不受水化作用或胆固醇的影响,尽管头部基团的轴相对于膜表面比较硬,但它本身还是做快速的旋转运功,并且整个分子也在围绕与膜平面垂直的轴进行旋转扩散。

(二)膜蛋白分子结构研究

与脂类分子相比,膜内在蛋白结构的研究进展缓慢。这主要是由于膜内在蛋白与脂类分子结合紧密,使蛋白的纯化和结晶非常困难。虽然早在 1977 年,Henderson 和 Unwin 从盐生盐杆菌的紫膜中获得了唯一的一种蛋白质——细菌视紫红质的高分辨图像,但是 0.7nm 的分辨率还是难以分辨清每个氨基酸侧链的位置和取向,因为这至少需要 0.2nm 的分辨率,不过可推测出蛋白质的总体形状及其二级结构。视紫红质是由 7 段跨膜杆状结构紧靠起形成的圆柱状结构,跨膜杆长 4nm,为 α-螺旋肽链,它们之间由露在膜外的非螺旋松散肽链连接。后来的衍射分析和圆二色性分析表明跨膜杆状结构中可能含有部分 β-折叠(Jap 等,1983)。在低分辨率下研究了其他几种膜蛋白跨膜区域的二级结构都与上述结果相似。

直到 1982 年,一些科学家取得了某些小的膜蛋白的高分辨图像。1985 年,Deisenhofer 等人用三维晶体 X 射线衍射技术首次在原子分辨率的水平上获得了红假单胞菌光反应中心的内在膜蛋白的图像,才足以确定氨基酸侧链的位置及其与膜结构的相对关系,它们的研究结果表明:跨膜多肽至少有 20 个疏水氨基酸,其疏水残基朝外与脂类分子的碳氢链相结合,亲水残基在杆状体的内侧,朝向水相介质,亲水的 CO 和 NH 基团位于肽链二级结构的内部,其间形成的氢键使 α-螺旋或 β-折叠结构得以稳定,这些特征与水溶性蛋白的特征刚好相反。

另外,用化学标记法和选择性蛋白酶降解法还确定了蛋白质多肽链的穿膜次数及膜外片段的定位与拓扑学。对人类红细胞膜上的血型糖蛋白的研究,不仅测定了其全部的氨基酸序列,还确定了它在膜上的排布,且 16 个寡糖链全部连接于质膜外侧的肽链上。

有关蛋白质与脂类相互作用的研究过去 20 年间引起了科学家们的极大兴趣,并取得了一些进展。用电子自旋标记、激光拉曼光谱及荧光标记技术已经发现蛋白质的存在可以改变其周围紧密结合的一层介面脂碳氢链的有序性和流动性,并可以改变所有脂类的侧向平移及组织化;而脂类相态的改变可影响每一氨基酸侧链的构型及其流动性,脂类组成的改变可引起蛋白质构型的变化等等。

四、细胞膜的特性研究

生物膜结构的共同特征有:①镶嵌性:磷脂双分子层和蛋白质的镶嵌面,或按二维排成相互交替的镶嵌面;②蛋白质极性:膜内在性蛋白质的极性区突向膜表面,非极性部分埋在脂双层内部;③流动性:膜结构中的蛋白质和脂质具有相对侧向流动性;④相变性:随着环境条件的变化,脂质分子的晶态和液晶态是互变的;⑤更新态:在细胞中,膜的组分处于不断更新的状态;⑥不对称性:膜中各组分的排列是不对称的;⑦通透性:物质通过生物半透膜的难易程度不同。其中最重要的就是不对称性(asymmetry)和流动性(fluidity)。

(一)不对称性研究

研究膜结构不对称性的方法有很多种,其中最重要的就是冰冻断裂技术,此外还有同位素标记法、酶水解法等。

1. 冷冻断裂法　不仅可用于研究膜组分分布的不对称,也是膜的脂双层结构的直接证据的来源。

组成质膜的蛋白一般都是球形蛋白,内在性蛋白不易分离,其存在主要是靠用冷冻断裂法(freeze fracturing)或冷冻蚀刻法(freeze etching)制作标本,进行电镜观察阐明的。这种方法的概要过程是:把迅速冷冻的材料在真空低温的条件下,用刀切开质膜,使球形蛋白质颗粒露出,这时在切断面上喷镀上白金和碳的薄膜(冷冻断裂),或让断面上的冰稍升华后镀膜。这样就可使蛋白质颗粒的形状在白金的镀膜上复形。然后将冷冻的标本由真空装置中取出溶化,使白金镀膜脱开,水洗后捞在载网上用电镜观察。用这样方法可发现嵌在质膜的类脂层中的球蛋白。现在许多种细胞膜中都发现有大量蛋白质颗粒存在。

2. 放射性标记法(radioactive labeling procedure) 实验中首先要分离细胞膜,然后用乳过氧化物酶进行膜蛋白标记。过氧化物酶的分子较大而不能透过细胞膜,这样可以用于标记膜外表面的蛋白,标记后,分离膜蛋白,电泳分离和放射自显影进行鉴定(图3-1)。

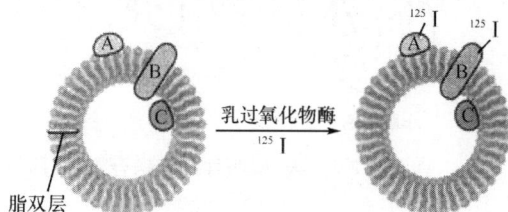
图 3-1 放射性标记法测定膜蛋白分布的不对称性
(引自 http://www.med66.com)

在酶法标记测定膜蛋白的定向实验中若是要标记膜内侧的蛋白,该如何处理?

3. 脂酶处理法 既可以用胰蛋白酶处理法研究膜蛋白的定位,也可以用磷脂酶处理法来研究膜脂在脂双层中的定位(图3-2)。

(二)膜流动性研究

1. 细胞融合实验 1970 年,L. David Frye 和 Michael Edidin 进行了人、鼠细胞融合实验,令人信服地证明膜蛋白的流动(图3-3)。

他们用不同的荧光染料标记的抗体分别与小鼠细胞和人细胞的膜抗原相结合。它们能分别产生绿色和红色荧光。当这两种细胞融合后形成一个杂交细胞时,开始一半呈绿色,一半呈红色,说明它们的抗原(蛋白质)是在融合细胞质膜中互相分开存在的。但在 37℃下保温后,两种颜色的荧光点就呈均匀分布,这说明抗原蛋白质可在细胞膜中移动而重新分布。这种现象不因缺乏 ATP 而受到抑制,所以它是基本上不需能量的过程。但如在低温下(1℃)则抗原蛋白质的移动过程停止,以致这两种抗原不能相互混合。

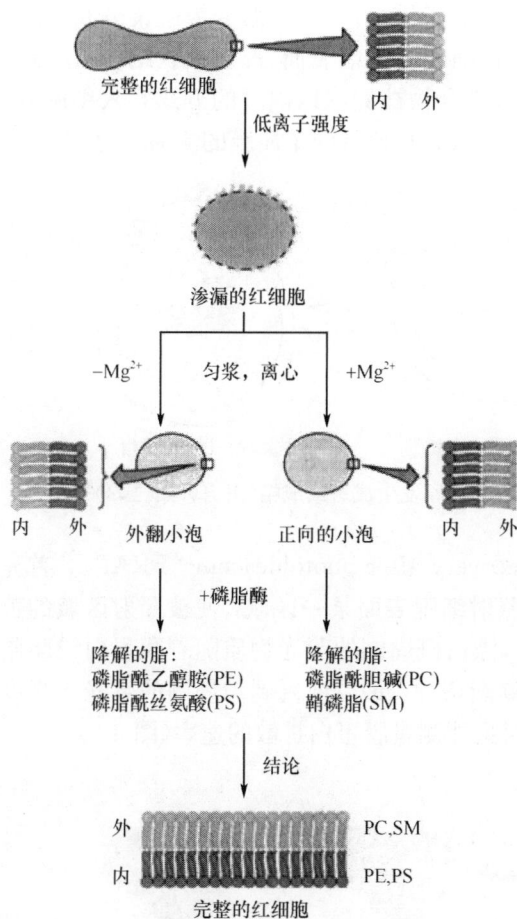
图 3-2 用脂酶处理法研究膜脂分布的不对称
(引自 http://www.med66.com)

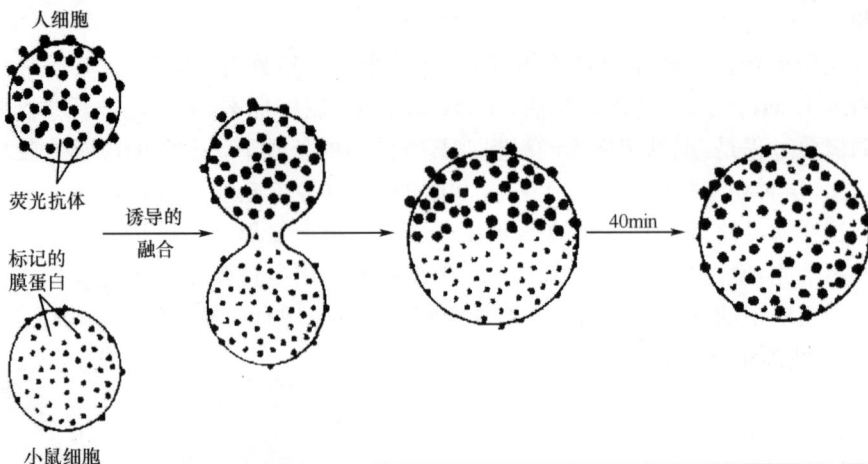

图 3-3　人、鼠两种细胞融合后，表面抗原逐渐混匀的变化（引自王金发，2004）

2. 淋巴细胞的成斑和成帽反应　用标记有荧光的多价配体，如抗体，同淋巴细胞的表面抗原相互作用，即可显示出表明抗原的位置变化。开始的时候，抗原在细胞表面均匀分布，几分钟之后，抗原抗体结合物的分布便发生了变化，由均匀状态变为簇集分布，随后又集中成斑（patching）。最后，结合物全部集中到细胞的一端表面，形成帽状结构，这一步变化称为成帽（capping）。集中成帽的抗原-抗体复合物被细胞以内吞的方式吞入细胞内部，被酶所消化，以消除异物对机体的影响。成斑和成帽反应反映了质膜的流动变化（图 3-4）。

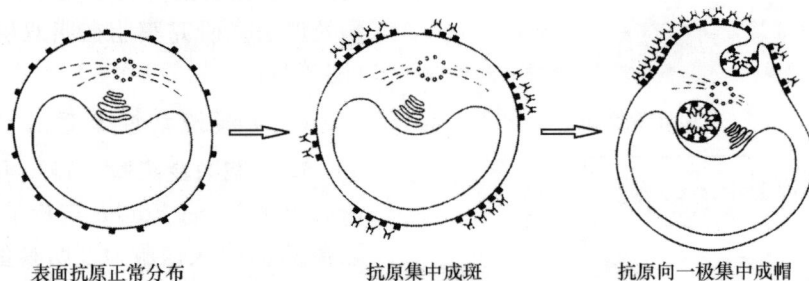

表面抗原正常分布　　　　抗原集中成斑　　　　抗原向一极集中成帽

图 3-4　淋巴细胞经专一抗体处理后，引起表明抗原发生成斑或成帽（引自韩贻仁，2007）

3. 光脱色荧光恢复技术（fluorescence recovery after photobleaching，FRAP）　首先用荧光物质标记膜蛋白或膜脂，然后用激光束照射细胞表面某一区域，使被照射区域的荧光淬灭变暗形成一个漂白斑。由于膜的流动性，漂白斑周围的荧光物质随着膜蛋白或膜脂的流动逐渐将漂白斑覆盖，使淬灭区域的亮度逐渐增加，最后恢复到与周围的荧光光强度相等。这种方法不仅能够证明膜的流动性，同时也能测量膜蛋白扩散的速率（图 3-5）。

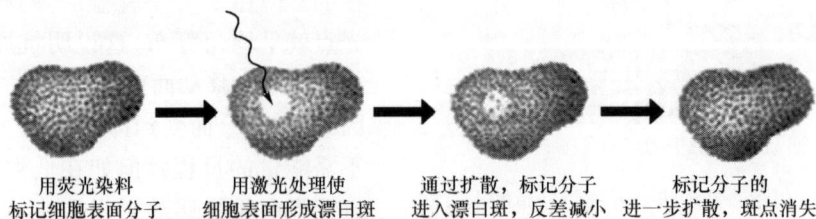

用荧光染料　　　　用激光处理使　　　通过扩散，标记分子　　标记分子的
标记细胞表面分子　细胞表面形成漂白斑　进入漂白斑，反差减小　进一步扩散，斑点消失

图 3-5　光脱色荧光恢复技术检测膜流动性（引自 http://www.med66.com）

4. 电子自旋共振谱技术（electron spin-resonance spectrocopy，SER） 最早证明脂双层中脂的流动性实验是 20 世纪 60 年代 Harden McConnell 和 O. Hayes Griffith 用电子自旋共振技术获得的。在该技术中将一个含有不配对的电子基团（通常是硝基氧基团）加到磷脂的脂肪酸尾端，这就是所谓的自旋标记（spin-label）。当将这种脂暴露于外加磁场时，由于不配对电子基团的存在，它能够自旋产生顺磁场信号，这种共振能够被仪器检测获得共振谱。如果被标记的脂位于脂双层，根据共振谱就可以判断膜脂的流动性（图 3-6）。

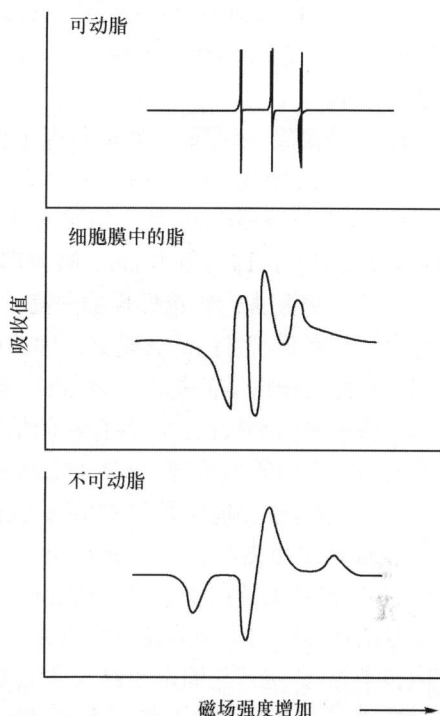

图 3-6 电子自旋共振谱技术检测膜脂的移动

五、细胞膜的功能研究

细胞膜不单是细胞的物理屏障，也是在细胞生命活动中有复杂功能的重要结构，因此细胞膜功能成为近年来分子细胞生物学研究的热门领域。细胞膜的功能十分复杂，除对细胞的支持保护外，与细胞的各种生命活动如细胞识别黏着、运动迁移、免疫应答、物质运输、信息传导、细胞分裂、细胞分化、衰老及病变、癌变都有密切的关系。由于细胞膜的功能十分复杂，如何研究这些功能呢？下面将简单介绍一些研究细胞膜功能的方法。

（一）细胞膜的提取及鉴定

在对细胞膜功能的研究中，细胞膜的分离制备是首先要解决的问题。细胞除有细胞膜外，还有细胞核、线粒体、高尔基体、内质网、核糖体等细胞器，要得到纯化的细胞膜，必须先把细胞破碎。细胞破碎的方法包括机械破碎法（研磨法、组织捣碎法、超声波法、压榨法、冻溶法），溶胀和自溶法，化学处理法，生物酶降解法等。在选择破膜方法时常根据研究对象细胞膜的强度确定，对细菌、酵母和许多植物细胞，常施加剧烈的处理方式，而有些动物细胞及传代培养的细胞则选择较温和的破膜方法。

细胞经破膜后粗质膜的制备常采用二级离心法，即首先低速离心将未破的细胞、线粒体、细胞核等沉淀，然后高速离心得到膜性成分。质膜的进一步纯化方法主要有电泳分离法、密度梯度离心法以及双水相萃取等方法。

细胞膜经纯化后其特性的表征方法有形态学、生物化学和血清学等方法。形态学方法是通过固定、染色、电镜观察膜的形态和纯度。生化方法是测定质膜标志酶（包括 $5'$-核苷酸酶、碱性磷酸酶、Na^+-K^+-ATP 酶、腺苷酸环化酶、胺肽酶、磷酸酯酶、激素和病毒受体）的活性，从而可直接计算出质膜纯化的倍数。而血清学方法是利用蛋白质印迹技术，测定出特定抗体。分离后的细胞膜一般用两种及以上方法鉴定其纯度与特性。

（二）膜蛋白的提取

膜蛋白是细胞膜功能的主要执行者，膜蛋白根据其在膜上的存在方式分为外周蛋白和整合蛋白,如何将这些蛋白有效地分离出来且保持其活性是目前细胞膜研究的难点,目前提取膜蛋白的方法很多,但仍然没有一个万能的方法,下面介绍几种主要的方法。

1. 先分离膜,后提取 如选用冷热交替法、反复冻融法、超声破碎法、玻璃匀浆法、自溶法和酶处理法使得细胞破碎,然后通过梯度离心得到含有膜蛋白的粗组分。例如,michael11 液氮研磨组织,加入匀浆缓冲液及蛋白酶抑制剂,蔗糖密度梯度离心,收集 37% 与 41% 间的成分,即为质膜部分,裂解即可收集膜蛋白。

2. 用特殊的去污剂选择性的分离 从膜上提取蛋白有许多困难。在多数情况下,都是采用去垢剂将疏水蛋白从其膜结构中溶解下来,然后将蛋白质稳定。去垢剂的选择通常是依据对所需要蛋白质的提取效率来确定,但在某些情况下,还要考虑到以后的纯化步骤。虽然许多膜蛋白必须在去垢剂存在的情况下进行纯化,但最终仍可能需要除去去垢剂。这常常会引起蛋白质失活,但如果蛋白质是用于测序的,这将不是一个问题。如果不是用于测序的,可考虑使用能够黏附去垢剂的疏水珠。

3. 膜蛋白色谱(chromatography of membrane protein,CMP) CMP 是分离强疏水性蛋白、多肽混合物的层析系统,一般由去垢剂(如 SDS)溶解膜蛋白后形成 SDS-融膜蛋白,并由羟基磷灰石为固定相的柱子分离纯化。羟基磷灰石柱具有阴离子磷酸基团(P-端),又具有阳离子钙(C-端),与固定相结合主要决定于膜蛋白的大小、SDS 结合量有关。利用原子散射法研究 cAMP 的分离机制发现,样品与 SDS 结合后在离子交换柱上存在 SDS 分子、带电荷氨基酸与固定相中带电离子间的交换,从而达到分级分离的目的。

4. 顺序抽提法 是根据细胞蛋白溶解性的差异,用具有不同溶解能力的蛋白溶解液进行抽提的方法。用 Tris 碱溶液裂解细胞提取高溶解性蛋白;把未溶解的 pellet 用标准液溶解提取高疏水性蛋白;最后用含复合表面活性剂的蛋白溶解液,最后可以再次抽提前两次抽提后不能溶解的膜蛋白。

(三)膜功能的研究

细胞膜功能不仅十分重要且十分复杂,因此细胞膜的功能已成为近年来研究的热点问题,目前已经建立起很多研究细胞膜功能的方法和技术,主要包括如下:

1. 膜片钳技术 1976 年德国马普生物物理研究所 Neher 和 Sakmann 创建了膜片钳技术(patch clamp recording technique)。这是一种以记录通过离子通道的离子电流来反映细胞膜单一的或多个的离子通道分子活动的技术,以后由于吉欧姆阻抗封接方法的确立和几种方法的创建,得以完善。这种技术点燃了细胞和分子水平的生理学研究的革命之火,它和基因克隆技术(gene cloning)并驾齐驱,给生命科学研究带来了巨大的前进动力。

随着膜片钳技术的发展,其研究对象已经不局限于离子通道。从对离子通道(配体门控性、电压门控性、第二信使介导的离子通道、机械敏感性离子通道以及缝隙连接通道等)的研究发展到对离子泵、交换体以及可兴奋细胞的胞吞、胞吐机制的研究等。

2. 细胞膜色谱技术 细胞膜色谱(cell membrane chromatography,CMC)是由西安交通大学医学院贺浪冲教授等于 1996 年首创的一种新的生物亲和色谱方法,将细胞膜结合到硅胶表面,制成细胞膜固定相(cell membrane stationary phase,CMSP),利用色谱学技术研究流动相中药物(配体)与受体相互作用规律的受体动力学新方法。

3. 人工膜(artificial membrane) 单用脂类由人工形成的膜。作为生物体膜的模型被广泛利用。在脂质,特别是在磷脂分子中有磷酸、碱基等极性的高亲水基因和约

2nm 左右的脂肪酸残基的疏水基团。因此放入水溶液中时,亲水基团就朝向水而排列,疏水基团则尽量背离水而聚集,这样就自发地形成了膜。一般说来形成磷脂微胞的临界浓度约为 $10^{-10}\,\mathrm{mol/L}$,因为浓度极低,所以一般磷脂几乎没有单个的分子分散在水中。

脂质人工膜就是利用磷脂的这种特性而做成的,在很多方面它与活体膜的性质类似。磷脂膜内可能含有胆甾醇、糖脂、中性脂肪等脂类和某种蛋白质。迄今,常用的人工膜可大致分为单分子膜(monolayer,monomolecularfilm)、黑膜、脂质体。单分子膜是在水和空气的界面上形成的膜,分子呈单层排列。黑膜组成水溶液间的隔膜的孔道,可用于离子通透性等的测定。脂质体是由双分子层膜构成的闭锁小胞,可用以检查物质的通透性、脂质分子的存在方式等,由于它的制法简便,所以被广泛使用。因为人工膜全是由脂类组成,所以不可能完全显现活体膜的一切特征。但是对于考察膜上脂质的动态、机能,它却是十分适用的。对活体膜中脂质的活泼的分子运动[横向扩散(lateral diffusion)、flip-flop、各向异性分子运动(anisotropic molecular motion)]等的了解,在掌握其实质问题上,人工膜则具有很大的作用。

实验观察

实验　细胞膜的通透性观察

一、实验原理

将红细胞分别与各种等渗溶液混合,由于红细胞膜对不同溶质的通透性不同,使得不同溶质透入细胞的速度相差甚大,有些溶质甚至不能透入细胞。当溶质分子进入红细胞后使其分子浓度增加,即引起胞内渗透压升高,水分子则从渗透压低的胞外侧向渗透压高的胞内侧透入,使细胞膨胀,当膨胀达到一定程度时,红细胞膜破裂,血红蛋白逸出,发生细胞溶血现象。此时,光线较易通过溶液,原来不透明的红细胞悬液突然变成红色透明的血红蛋白溶液。由于不同溶质进入细胞的速度不同,故它们透过红细胞发生溶血的时间也不相同,因此,可通过测量溶血时间来估计细胞膜对各种物质通透性的大小。

二、实验用品

1. 材料　10%兔红细胞悬液(10ml 适量肝素抗凝兔血液,加生理盐水至 100ml 混匀)。
2. 试剂　0.17mol/L 氯化钠、0.12mol/L 硫酸钠溶液、0.17mol/L 硝酸钠溶液、0.17mol/L 氯化铵溶液、0.12mol/L 草酸铵溶液、0.17mol/L 醋酸铵溶液、0.32mol/L 葡萄糖溶液、0.32mol/L 乙醇溶液、0.32mol/L 丙醇溶液、0.32mol/L 甘油溶液、蒸馏水、900U/ml 肝素、生理盐水。
3. 仪器设备　试管架、小试管、移液管、刻度吸管、橡皮洗耳球。

三、方法与步骤

1. 10%兔红细胞悬液的观察　为不透明的红色液体。

2. 兔红细胞在低渗溶液中溶血现象的观察 取试管一支，加入 0.5ml 的 10% 兔红细胞悬液，再加入 5ml 蒸馏水，混匀后注意观察溶液的颜色变化，可见溶液由不透明的红色液体变成透明的红色液体(可将试管紧贴靠在本页实验指导前，隔着试管辨认本页上的文字，若发生溶血则文字可被看清楚)。

3. 兔红细胞对不同物质的通透性的观察 试管架上依次放入 10 支试管，编号后分别加入 0.5ml 的 10% 兔红细胞悬液，而后每支试管分别逐个加入 5ml 的 0.17mol/L 氯化钠溶液、0.12mol/L 硫酸钠溶液、0.17mol/L 硝酸钠溶液、0.17mol/L 氯化铵溶液、0.12mol/L 草酸铵溶液、0.17mol/L 醋酸铵溶液、0.32mol/L 葡萄糖溶液、0.32mol/L 乙醇溶液、0.32mol/L 丙醇溶液、0.32mol/L 甘油溶液，摇匀，用上述方法观察是否出现溶血现象，若有溶血发生，记录溶血时间(从加入 5ml 等渗溶液算起)。将实验结果填入下表。操作时应注意给试管编号，以免混淆结果。

四、实 验 结 果

列表总结兔红细胞膜对实验所用 9 种物质通透性的实验结果，并进行综合分析。

编号	物质种类	是否溶血	溶血时间	结果分析
1	氯化钠			
2	硫酸钠			
3	硝酸钠			
4	氯化铵			
5	草酸铵			
6	醋酸铵			
7	葡萄糖			
8	乙醇			
9	丙醇			
10	甘油			

[附] 试剂的配制

1. 0.17mol/L 氯化钠溶液 4.967g 氯化钠溶于 500ml 蒸馏水中。

2. 0.12mol/L 硫酸钠溶液 19.333g 硫酸钠($Na_2SO_4 \cdot 10H_2O$)溶于 500ml 蒸馏水中。

3. 0.17mol/L 硝酸钠溶液 7.224g 硝酸钠溶于 500ml 蒸馏水中。

4. 0.17mol/L 氯化铵溶液 4.574g 氯化铵溶于 500ml 蒸馏水中。

5. 0.12mol/L 草酸铵溶液 8.527g 草酸铵[$(NH_4)_2C_2O_4 \cdot H_2O$]溶于 500ml 蒸馏水中。

6. 0.17mol/L 醋酸铵溶液 6.552g 醋酸铵溶于 500ml 蒸馏水中。

7. 0.32mol/L 葡萄糖溶液 28.83g 葡萄糖溶于 500ml 蒸馏水中。

8. 0.32mol/L 乙醇溶液 9.33ml 无水乙醇加 500ml 蒸馏水混匀。

9. 0.32mol/L 丙醇溶液 11.976ml 正丙醇(比重 0.803)加 500ml 蒸馏水混匀。

10. 0.32mol/L 甘油溶液 11.7ml 甘油[$C_3H_5(OH)_3$ 1.26g/ml]加 500ml 蒸馏水混匀。

小　结

在电子显微镜下,细胞膜呈两暗一明的三夹板结构,主要成分是膜脂、膜蛋白和膜糖类三部分。在对细胞膜结构的研究历史中,人们提出了三夹板模型、单位膜模型、蛋白液晶模型、流动镶嵌模型、板块镶嵌模型、脂筏模型等多种结构模式,目前被广泛接受的是流动镶嵌模型,它强调了膜的不对称性和流动性。运用冷冻断裂技术、同位素标记法、细胞融合技术、淋巴成斑成帽实验等多种手段可研究细胞膜的特性。细胞膜的功能十分重要且复杂,是目前细胞分子生物学研究领域的热点问题,已经建立了一系列包括膜片钳技术、细胞膜色谱、人工膜构建技术用于细胞膜功能的研究。

知识扩展

细胞膜水通道的发现

20 世纪 20 年代,随着对细胞膜的脂质双分子结构的认识,人们普遍认为水是以简单扩散的形式通过细胞的脂质双分子层 —— 即水分子的简单扩散学说。然而水分子简单扩散理论不能解释一些生理现象,如尿的浓缩以及有些细胞水转运可被通道蛋白阻断剂抑制等,所以就产生了另一种理论,认为细胞膜上存在水分子转运的特殊通道,即水通道学说。

在 20 世纪六七十年代,水转运领域的先驱们首先提出水通道蛋白的存在,他们通过生物物理的方法证实了水通道存在于对水具有高渗透性的一些细胞中,如肾小管、唾液腺、红细胞。但要鉴定水通道的分子结构却是一个非常困难的问题。

1988 年 Peter Agre 还是一名血液病学家,当时他正在研究 Rh 血型抗原。在分离 Rh 多肽(32kD)时,同时得到了一个分子量稍小的 28kD 蛋白。因为这两种蛋白的一些物化和生化性质相似,因而开始时认为 28kD 是 Rh 多肽的裂解物。然而在后续的研究中发现 Rh 多肽和 28kD 蛋白是完全不同的,在结构上亦没有同源性。后来,Peter Agre 实验室的博士后 Preston 等从一个人骨髓的 cDNA 文库中克隆和分离了 28kD 蛋白的 cDNA 。它的编码区对应的是一个 269 个氨基酸的多肽,通过水解法分析预示着它有六个双分子跨膜区域,两个可能的膜外 N - 糖基化位点,氨基端和羧基端均在细胞内。这个分子的氨基端和羧基端在起源上有 20% 是相同的 。B 环和 E 环有更高的相关性,每一个环都包含了保守的模序——天冬氨酸、脯氨酸和丙氨酸(NPA)序列。28kD 与已知的所有 NIP 蛋白家族有同源性。NIP 膜蛋白在多个物种中有分布。28kD 蛋白最初被称为 CHIP28,即分子量为 28kD 的通道构成整合膜蛋白。检索遗传学的数据库,发现奶牛眼睛的晶状体、果蝇的脑组织、细菌和植物中都存在类似 CHIP28 DNA 的序列。这些线索进一步提示,这个 28kD 蛋白可能在水转运中起重要作用。

1992 年,Peter Agre 及其同事 Bill Guggino 协作,测试了 28kD 蛋白可能的水转运功能。他们采用非洲爪蟾卵母细胞,对照卵母细胞注射水,实验卵母细胞注射 2ng 的 CHIP28 的 cRNA 。三天后,对照组和实验组卵母细胞体积完全一样。将其转移到蒸馏水中,因为对照组的卵细胞对水的通透性非常低,细胞没有膨胀。形成鲜明对比的是,实验组的卵母细胞对水具有高度的渗透性,像爆米花一样膨胀。这个蛋白因此被命名为水通道蛋白,后来被正式命名为 AQP1 ,它是第一个被定义为水通道的蛋白。因为发现水通道,Peter Agre 等人获得了 2003 年的诺贝尔化学奖。

英文词汇

细胞膜	cell membrane	质膜	plasma membrane
单位膜	unit membrane	生物膜	biological membrane
片层结构模型	lamella structure model	单位膜模型	unit membrane model
流动镶嵌模型	fluid mosaic model	脂筏	lipid raft
不对称性	asymmetry	流动性	fluidity
冷冻断裂法	freeze fracturing	放射性标记法	radioactive labeling procedure
成斑	patching	成帽	capping
光脱色荧光恢复技术	fluorescence recovery after photobleaching,FRAP	电子自旋共振谱技术	electron spin-resonance spectroscopy,ESR
膜片钳技术	patch clamp recording technique	细胞膜色谱	cell membrane chromatography
人工膜	artificial membrane		

复 习 题

1. 生物膜的基本组成分子有哪些？如何用实验来证明？
2. 脂筏模型的提出有何意义？
3. 生物膜的特性有哪些？哪些经典实验能证明其特性？

（戴小珍）

第四章 细 胞 器

学习目标

1. 掌握光镜下几种细胞器的形态结构。
2. 熟悉膜性细胞器的分离原理与方法。
3. 了解膜性细胞器功能的研究技术。

理论基础

细胞质(cytoplasm)是细胞膜内、细胞核之外的区域,是细胞内完成各种主要生命活动的基地,主要由细胞器、细胞质基质、细胞骨架构成。其中,细胞器包括内质网、高尔基复合体、溶酶体、过氧化氢体、线粒体、核糖体等。细胞质基质可能是一个高度有序且又不断变化的结构体系,其中内膜系统(endomembrane system),是指细胞质中在结构、功能及发生上具有一定联系的膜性结构的总称(图 4-1),是真核细胞特有的结构,包括核膜、内质网、高尔基复合体、溶酶体、微体以及小泡和液泡等(不含线粒体),内膜系统的出现为细胞提供生化反应足够的膜面积,使细胞功能呈现区域化,大大提高了细胞代谢效率。

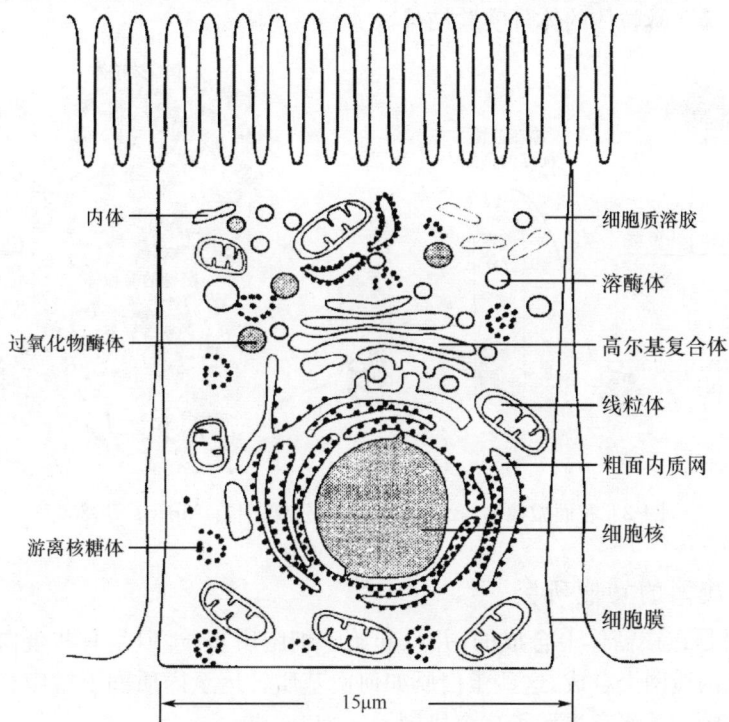

图 4-1 细胞内膜结构的相互关系(引自翟中和等,2007)

一、内 质 网

(一)内质网的发现

内质网(endoplasmic reticulum,ER)由 K. R. Porter 和 A. D. Claude 等在 1945 年发现。他们在体外培养小鼠成纤维细胞时得到了薄层生长物,这种薄层生长的细胞不需要进行切片就可以在电子显微镜下进行观察,从而得到第一张培养细胞的电镜照片。他们发现细胞质不是均质的,其中可见有一些形状和大小略有不同的网状结构,并集中在细胞靠内区域,所以建议称作内质网。原核生物没有内质网,由细胞质膜代行其功能。

(二)内质网的分离

内质网可用物理方法分离。Albert Claude 和 Christian De Duve 发展了细胞组分分离技术,用机械匀浆将细胞破碎,各种膜细胞器破碎,并且重新自我融合形成各种球形膜泡,通过较高速度离心除去细胞核、线粒体、过氧化物酶体等细胞器。收集悬浮液再用较低速度离心,然后用电子显微镜检查离心后分开的两部分结构,上层的囊泡表面是光滑的,沉淀下的囊泡表面有核糖体颗粒,这些结构称为微粒体。来自糙面内质网的微粒体,其外表面有核糖体附着,称糙面微粒体。匀浆中还有些微粒体表面没有核糖体附着,称光面微粒体,其一部分来自光面内质网,一部分可能来自细胞膜、高尔基体或其他细胞器的碎片,因此光面内质网的成分比较复杂。

由于糙面微粒体含有大量核糖体,因此比光面微粒体密度高,可用蔗糖密度梯度离心方法将两者分离(图 4-2)。分离的微粒体保持着内质网的功能,特别是糙面微粒体,在结构上与糙面内质网以相同的方式封闭,可以在体外进行各种实验,有关糙面内质网功能的资料大部分来自糙面微粒体的体外实验结果。

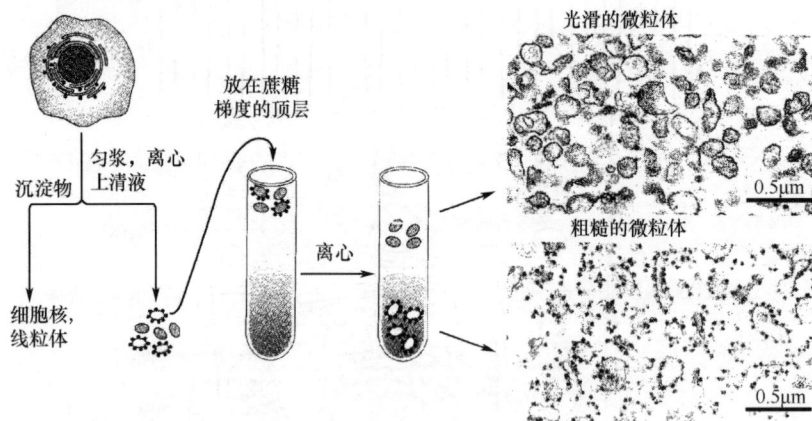

图 4-2　粗面微粒体与滑面微粒体的分离(引自 Alberts 等,2002)

(三)内质网的功能研究

蛋白质都是在核糖体上合成的,并且起始于细胞质基质,但是有些蛋白质在合成开始不久后便转在内质网上合成,这些蛋白质如何由基质转运至内质网上继续合成? 信号序列的发现和证实的相关研究揭示了这个机制。

1. 微粒体实验　Colvin Redman 和 David Sabatini 用分离的 RER 小泡(微粒体)进行

无细胞系统的蛋白质合成,证明了膜结合核糖体上合成的蛋白质进入了微粒体的腔。

那么,为什么有些核糖体合成蛋白质时不与内质网结合,有些正在合成蛋白质的核糖体要与内质网结合,并将合成的蛋白质插入内质网?

2. 信号序列存在的证据 1972 年,César Milstein 和同事用无细胞系统研究免疫球蛋白(IgG)轻链合成。他们用分离纯化的核糖体在无细胞体系中用编码免疫球蛋白轻链的mRNA 指导合成多肽,发现合成的多肽比分泌到细胞外的成熟免疫球蛋白在 N 端有一段多出约 20 个氨基酸,他们推测,这段肽具有信号作用,使 IgG 得以通过粗面内质网并继而分泌到细胞外。

G. Blobel 和他的同事在上述发现的基础上进一步证实了信号序列的存在及其作用,①当将分泌蛋白的 mRNA 在无细胞体系中进行翻译时,如果不加 RER 小泡,获得的翻译产物比从细胞中分泌出来的蛋白要长,若添加 RER 小泡,翻译的产物长度与从活细胞分泌的蛋白相同。由此推测信号序列在引导蛋白进入内质网后被切除了,所以成熟的蛋白的 N-端没有信号序列。②从骨髓瘤分离多聚核糖体,用去垢剂处理,使之与内质网膜分离后,继续在无细胞体系(不含 RER 小泡)中进行翻译,短时间温育可得到成熟的分泌蛋白(无信号序列),而长时间的温育得到的产物 N-端有信号序列,表明 mRNA 5′端核糖体上合成的新生肽尚未来得及加工,而在 3′端核糖体上合成的新生肽在核糖体未分离前已部分进入RER,经过了加工,切除了 N-端的部分。

3. 信号假说的提出与验证 1975 年,G . Blobel 和 B. Dobberstein 根据对信号序列的研究成果,正式提出了信号假说(signal hypothesis):①分泌蛋白的合成始于细胞质中的游离核糖体;②合成的 N-端信号序列露出核糖体后,靠自由碰撞与内质网膜接触,然后靠 N-端信号序列的疏水性插入内质网的膜;③蛋白质继续合成,并以袢环形式穿过内质网的膜;④如果合成的是分泌的蛋白,除了信号序列被信号肽酶切除外,全部进入内质网的腔,若是膜蛋白,则由一个或多个停止转移序列将蛋白质锚定在内质网膜上。

信号假说提出后最有力的实验验证是杂合蛋白研究。黑猩猩的 α-球蛋白是一种在游离核糖体上合成并存在于胞质溶胶中的可溶性蛋白,在编码该蛋白的基因上接上一段编码大肠埃希菌分泌蛋白 β-半乳糖透性酶(β-lactamase)的信号序列 DNA,然后将该基因加入到无细胞的转录和翻译体系中,并加入从狗组织中分离的 ER 膜。结果发现,杂合蛋白出现在ER 腔中,而且信号序列被切除了。这一研究结果不仅证实了信号假说的正确性,也揭示了信号序列没有特异性,原核生物的信号序列在真核生物中也是有效的。

Blobel 于 1972 年提出信号序列的概念,1975 年正式提出信号假说,揭示了细胞中不同蛋白质在合成后是如何找到自己的工作岗位的秘密,发现了蛋白质与生俱来的"地址标签"。这一发现开辟了一个全新的医学、细胞生物学和生物技术学的研究领域,他获得了1999 年诺贝尔医学奖。

二、高尔基复合体

(一)高尔基复合体的发现

1898 年,意大利医生 Golgi 用镀银法首次在神经细胞内观察到一种网状结构,命名为内网器。后来在很多细胞中相继发现了类似的结构并称之为高尔基体。高尔基体从发现至今已有 100 多年的历史,其中一半以上的时间是进行关于高尔基体的形态甚至是它是否真实存在的争论。细胞学家赋予它几十种不同的名称,也有很多人认为高尔基体是由于固定和染色而产生的人工假象。50 年代以后随着电子显微镜技术的应用和超薄切片技术的发展,才证实了高尔基体的存在。它不仅存在于动植物细胞中,而且也存在于原生动物和真菌细胞内。

(二)高尔基复合体的结构和极性

高尔基复合体(Golgi complex)是由一层单位膜构成的结构较为复杂、有极性的细胞器,主要由相互联系的三个部分组成,即小囊泡、扁平囊泡、大囊泡结构。

中心体附近的微管以及高尔基体区域的细胞质基质蛋白对维持高尔基体的独特形态起关键作用。高尔基体所在区域的微管和基质蛋白组成一种三维网架结构,使高尔基体具有结构上的完整性。如果用实验方法使微管解聚,组成高尔基体的膜囊堆就会以单个形式分散到细胞质中。当细胞准备有丝分裂时,丝裂蛋白激酶使高尔基体基质蛋白磷酸化,破坏了三维网架结构,结果使高尔基体去组装并断裂成碎片分散到细胞质基质中。

(三)高尔基复合体的功能研究

高尔基体的主要功能将内质网合成的蛋白质进行加工(如糖基化)、分类与包装,然后分门别类地送到细胞特定的部位或分泌到细胞外。

1914 年西班牙组织学家卡雅检测肠中一种杯状细胞后,发现细胞内高尔基体附近有滴状黏液,卡雅认为高尔基体可能是细胞内黏液合成的工厂。

1961 年,雷布龙与瓦夏夫斯基用胰腺细胞做同位素示踪实验。把放射性标记的氨基酸注入动物组织,在不同时间点取出,可以追踪蛋白质的去路。新形成的蛋白质位于细胞中富于核糖体,合成后几分钟,蛋白质上移到高尔基体内,接着又成为小滴状从细胞分泌出来。

那么,蛋白质为什么要经过高尔基体? 使用电子显微镜可以看到从高尔基体出来的蛋白质包在囊泡内。这样精密的系统就只为了要把蛋白质包裹起来? 蛋白质暂留高尔基体后,本身的化学结构会不会有重大的改变?

南加州大学的 E. H. Eylar 发现,几乎所有细胞分泌的蛋白质都是糖蛋白。糖链在糖蛋白中的功用在当时还不清楚,但这种蛋白质及糖链特殊的连接是否在高尔基体中完成,引起了人们浓厚的兴趣。雷布龙等科学家用银的化合物来染高尔基体,由于银粒子的堆积,糖蛋白会染黑,浓得在电子显微镜下可以看到。变黑的糖蛋白出现在高尔基体的小囊内,特别是整个高尔基堆上方的小囊。同时,G. J. Gasic 等学者使用让碳水化合物的羧基变蓝的方法,证明了高尔基体中有碳水化合物。至此,高尔基体开始被认为是形成糖蛋白的地方。

三、溶 酶 体

(一)溶酶体(lysosme)的发现

1949 年,比利时细胞学家(DE Duve 和 Christian Rene)通过对葡糖-6-磷酸酶在细胞内的定位来研究胰岛素对碳水化合物代谢的影响。他们选用并不参与碳水化合物代谢的酸性磷酸酶为对照,以差速离心分离肝组织匀浆的细胞组分。研究发现在离心分离的线粒体组分中酸性磷酸酶的浓度最高,但只占肝细胞中酸性磷酸酶总量的 10%,还有 90% 的酸性磷酸酶在离心分离过程中是如何分布的? 他们发现在样品匀浆过程中,通过冷冻、加热、添加去垢剂等促进膜破裂的措施都能够提高肝组织匀浆液中酸性磷酸酶的活性。于是他推测:酸性磷酸酶位于膜结合的细胞器中(图 4-3)。

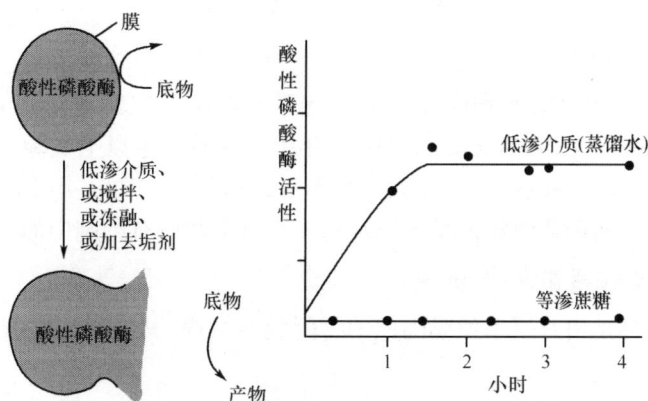

图 4-3　酸性磷酸酶存在于膜结合小泡中的实验证明
左:造成膜泡破裂及酸性磷酸酶释放的条件;右:将鼠肝的线粒体分
离组分置于低渗条件下,检测的酸性磷酸酶的活性

细胞内有很多种膜结合细胞器,酸性磷酸酶到底存在于何种膜结合细胞器中? De Duve 重新设计了分离线粒体的方法,按照原先的方法分离线粒体组分后,再调整离心速度重新进行离心,得到大小两部分。与线粒体功能有关的酶,存在于大的部分中,而酸性磷酸酶和另一些水解酶类一起存在于小的部分中,由于这些酶都是小分子的水解酶,De Duve 认为大的部分是真正纯化的线粒体,而小的部分在细胞内行使消化作用,1955 年他将这一部分命名为溶酶体。

De Duve 最初发现的只是溶酶体存在的生化证据,并没有看到真正的溶酶体。1955 年 De Duve 与 Novikoff 合作,首次用电子显微镜观察到了溶酶体的存在。溶酶体是由一层单位膜包围而成的含有多种酸性水解酶的囊泡状细胞器。DE Duve 和他的同事因发现溶酶体而分享了 1974 年诺贝尔生理学和医学奖。

（二）溶酶体与细胞自噬

1962 年,Ashfurd 和 Proten 最早发现,在肝灌流液中加入高血糖素后,肝细胞的溶酶体增多,并发生自食(self-eating)现象,后来人们将该现象命名为自噬(autophagy)。但是,直到 20 世纪 90 年代,随着自噬酵母模型的建立和基因技术的发展,自噬的研究才逐渐增多和深入。

根据底物进入溶酶体途径的不同,可将自噬分为大自噬(macroautophagy)、小自噬(microautophagy)和分子伴侣介导的自噬(chaperone-mediated autophagy,CMA)3 类。大自噬多由较大的物体如变性线粒体诱导发生,自噬结构体积较大,在透射电镜和激光扫描共焦显微镜下都可观察到。小自噬多吞饮少量细胞质,自噬体较小,只有在透射电镜下才能清晰可见。与大自噬和小自噬比较,分子伴侣介导的自噬的主要特点是细胞质内的蛋白质直接经溶酶体膜转运入溶酶体腔,不需形成自噬体。1969 年,Ericsson 首次用透射电镜技术较详细地研究了自噬体。1980 年,Rez 等利用冷冻蚀刻技术观察了自噬结构的立体构造。1982 年,MarzeUa 等分离自噬结构成功,这为提高冷冻蚀刻的效率奠定了良好基础。

四、线 粒 体

(一)线粒体的发现

1890 年,德国生物学家 Altmann 首先在光学显微镜下观察到动物细胞内存在着一种颗粒状的结构,称作生命小体 bioblast。1897 年 Benda 重复了以上实验,并将之命名为线粒体(mitochondrion,源于希腊字 mito:线,chondrion:颗粒)。1904 年 Meves 在植物细胞中也发现了线粒体,从而确认线粒体是普遍存在于真核生物所有细胞中的一种重要细胞器。

(二)线粒体的超微结构研究

电镜下,线粒体是由双层单位膜围成的封闭膜性结构,其内膜和外膜套叠构成囊中囊,内囊与外囊不相通。

基本微粒:在内膜或嵴膜上存在许多与膜面垂直的带柄的球形小体,由头、柄、基片三部分组成。每个线粒体中大约有 $10^4 \sim 10^5$ 个基粒,但在一般超薄切片中看不到内膜基粒,这是由于锇酸固定时球状头部被解聚所致。1968 年,E. Racher 及同事所做的氧化磷酸化重组实验,证明了基粒是线粒体的基本功能单位。用超声波、膜分散剂等处理线粒体,将内膜的嵴打成碎片,内膜碎片可自然卷曲成颗粒朝外的小膜泡。再用胰蛋白酶或尿素处理,得到缺少颗粒的亚线粒体小泡和 F1-ATP 酶两部分,前者保存了电子传递的功能,但失去了合成 ATP 的功能,当两部分重组后,氧化磷酸化作用又恢复了(图 4-4)。

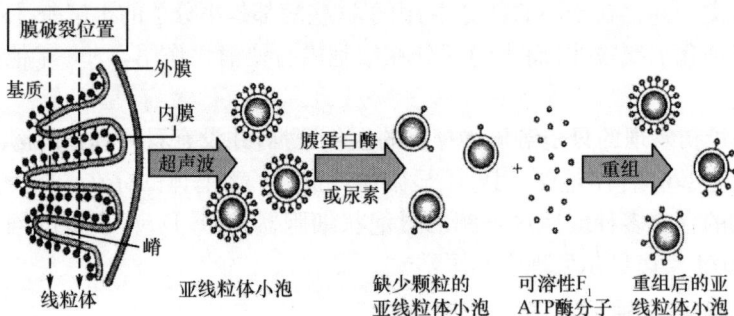

图 4-4　亚线粒体小泡的分离与重组(引自王金发,2004)

(三)线粒体的增殖

线粒体通过分裂进行增殖,在显微镜下可观察到生活细胞中线粒体的分裂。1965 年 David Luck 通过放射性标记实验证明线粒体的分裂增殖方式。

将胆碱缺陷突变株脉胞菌培养在加有 ^{3}H 标记的胆碱培养基中,使线粒体的膜带上放射性标记,然后收集放射性标记的细胞,转入非同位素的培养基中继续培养。分别在不同培养时间收集菌体,再通过放射自显影检查经过不同时期培养的细胞中同位素的分布。同位素的分布应是下述三种模式中的一种:①如果新的线粒体是由已有线粒体的生长和分裂而来,那么每分裂一次,线粒体中的放射性就会减少一半;②如果新的线粒体是重新合成的,新线粒体应该没有放射性,而老的线粒体的放射性应与原初的线粒体相同;③如果新线粒体是由其他的膜重新装配而来,那么原有的线粒体仍然保持原有的放射性,而新的线粒体在开始阶段应具有放射性,随着时间的延长放射性会消失。

结果表明,随分裂次数的增加,放射性的线粒体数量增多,放射性均匀分布到新的线粒体中,并逐渐减弱。实验结果证明线粒体是通过分裂的方式增殖。

（四）线粒体的功能

线粒体是真核细胞的一种重要的膜性细胞器,是糖、氨基酸、脂肪酸最终氧化的场所,并通过氧化磷酸化将所释放的能量储存在 ATP 中,为细胞的生命活动提供能量,因此,它是细胞氧化的中心和动力站。

1900 年 Michaelis 用詹纳斯绿对线粒体进行活体染色,将线粒体染成绿色。当细胞消耗氧之后,线粒体的颜色逐渐消失,这种颜色的变化是颜料氧化还原状态改变的结果,从而证实了线粒体可进行氧化还原反应。1913 年,Otto Warburg 从细胞匀浆中分离了线粒体,并发现它能够消耗氧。

20 世纪 40 年代早期,Arbert Claude 开创了细胞组分分离技术,能够将线粒体与其他细胞组分分开。他用的是盐法,而盐会破坏线粒体的作用,用这种方法分离的线粒体看不到有关三羧酸循环以及呼吸链的成分。1948 年,George Hogeboom、Walter Schneider 和 George Palade 等采用蔗糖作为分离介质,分离到具有生物活性的线粒体。分离方法上的突破,使得 Kennedy 和 Lehninger 在 1943～1950 年进一步证明,柠檬酸循环、氧化磷酸化和脂肪酸氧化均发生在线粒体内。其后,Eugene Kenedy 和 Albert Lehninger 证明了线粒体具有三羧酸循环、电子传递、氧化磷酸化的作用,从而证明了线粒体是真核生物进行能量转换的细胞器。

（五）线粒体的半自主性

1963～1964 年确定线粒体内有 DNA 存在。线粒体是一个半自主性的细胞器,具有自身的遗传体系（mtDNA）,不完全受核控制,能自主复制和再生。但由于其遗传信息量小,大部分功能蛋白质分子依赖于核基因编码,由两套遗传系统共同控制。通过离体实验发现两套遗传体系的遗传机制不同（图 4-5）,如放线菌酮是细胞质蛋白质合成抑制剂,但是对细胞器蛋白质的翻译却没有作用。另外,一些抗生素,如氯霉素、四环素、红霉素等能够抑制线粒体蛋白质的合成,但对细胞质蛋白质合成没有多大影响。

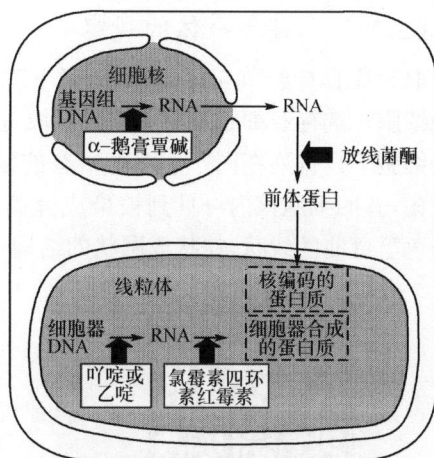

图 4-5　线粒体蛋白的生物合成（引自王金发,2004）

【实验观察】

实验一　光镜下的细胞器

一、实 验 原 理

光学显微镜由于分辨率较低,一般用于观察细胞的结构。细胞器的结构主要在电子显微镜下观察,称为细胞的亚微结构。但有一些特殊细胞内的部分细胞器,可以直接在光镜下观察到(如叶绿体),有些通过特殊组织化学或组织免疫化学染色,能清晰的在光镜下显示。

二、实 验 用 品

1. 材料 洋葱鳞叶、新鲜黑藻植株、兔脊神经节切片、小白鼠十二指肠横切片、马蛔虫子宫横切片、体外培养的动物细胞。

2. 试剂 Janus green、香柏油、二甲苯等。

3. 仪器设备 显微镜、恒温水浴箱、解剖镊、解剖针、手术剪、载玻片、盖玻片、青霉素小瓶、吸管、吸水纸、擦镜纸、白布、白绸。

三、方法与步骤

(一)叶绿体的观察

用镊子取新鲜黑藻(*Hydrilla verticilata*)嫩叶一片,放在载玻片上,加一滴水,盖上盖玻片。在低倍镜下观察,可见黑藻叶细胞与洋葱鳞叶表皮细胞相似,亦呈长方形。在细胞内有许多略呈椭圆形的绿色小体,称为叶绿体,它是质体的一种。质体是植物细胞特有的一种细胞器。有时还可以看到叶绿体排列成行,沿着细胞壁的边缘向一定方向随细胞质缓慢地做绕圈式的流动。在细胞的中央或边缘,有时可看到呈圆形或椭圆形的细胞核(图4-6)。

(二)高尔基复合体的观察

取家兔脊神经节切片,置低倍镜下观察,可见到许多淡黄色呈椭圆形或不规则形状的神经细胞。选神经细胞较为集中的区域,换高倍镜观察,可以看到大小不等的神经细胞(但这些细胞不是排列在同一平面上),有的细胞中央有一染色很浅或几乎无色的圆形泡状的细胞核,有的细胞核内可见到被染成橙黄色的核仁。在细胞核周围的细胞质中,有被染成深褐色呈弯曲的线状、粒状或网状的结构,即高尔基复合体(图4-7)。

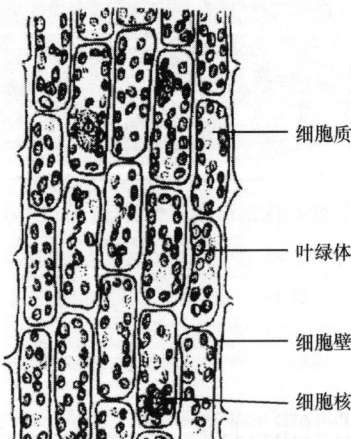

图 4-6 黑藻叶细胞(示叶绿体)　图 4-7 家兔脊神经节细胞(示高尔基复合体)

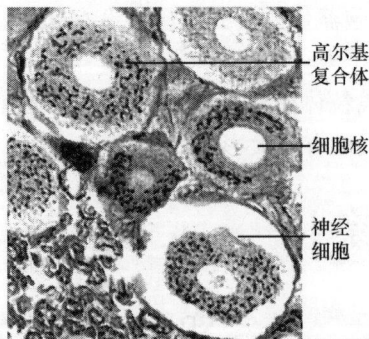

(三)中心体的观察

取马蛔虫(*Parascaris equorum*)子宫切片,在低倍镜下寻找其受精卵分裂中期的细胞,然后换高倍镜观察,可见中期细胞中央有深蓝色条状的结构,这就是染色体。在染色体两侧,各有一深蓝色的圆形小粒,即中心粒。在中心粒周围的致密物质叫做中心球。中心粒和中心球构成中心体,在中心体周围还可看到许多纤细的、呈辐射状分布的星射线(图 4-8)。中心体和星射线合称星体。有时因切面的关系,中心体仅出现在一侧或两侧均无。

（四）线粒体的观察

取小白鼠十二指肠横切片,在低倍镜下观察,可见肠管内壁向肠腔中突出,形成许多指状的皱襞。换高倍镜观察,可见这些皱襞是由许多界限不清楚的柱状细胞(肠上皮细胞)构成。再换油镜观察,可见在柱状细胞中央有一椭圆形的细胞核,在其两端的细胞质中有许多蓝色的线状或颗粒状结构,即为线粒体(图 4-9)。

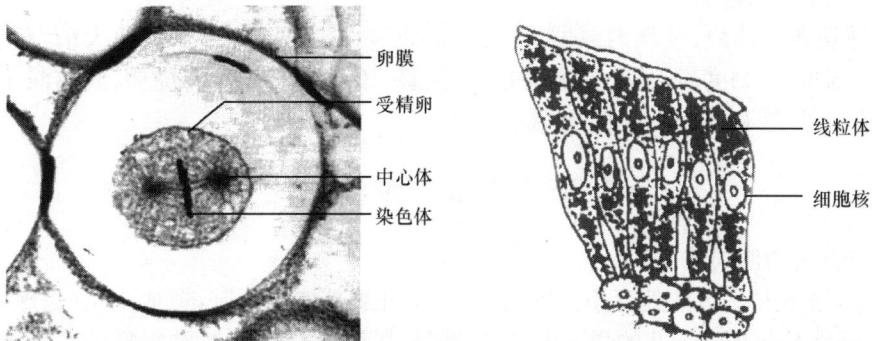

图 4-8　马蛔虫受精卵细胞(示中心体)　　图 4-9　小白鼠十二指肠上皮细胞(示线粒体)

取人口腔黏膜上皮细胞,制成临时装片观察活体染色的线粒体。取一干净的牙签,刮取口腔颊部黏膜上皮细胞(注意尽量取深部细胞)均匀涂于载玻片上,然后滴几滴 Janus green 染液于其上。在 30℃下染色 15min,盖上盖玻片后即可进行观察。显微镜下可见细胞核被染成红色,细胞质中有许多被染成浅绿色呈颗粒状、棒状或线条状的结构,即线粒体。

四、作　业

绘黑藻叶细胞和家兔脊神经节细胞图,并注明叶绿体、高尔基复合体的部位名称。

实验二　细胞核与线粒体的分级分离

一、实　验　原　理

细胞内不同结构的比重和大小都不相同,在同一离心场内的沉降速度也不相同,根据这一原理,能将细胞内各种组分分级分离出来。

分离细胞器最常用的方法是将组织制成匀浆,在均匀的悬浮介质中用差速离心法进行分离,其过程包括组织细胞匀浆、分级分离和分析三步,这种方法已成为研究亚细胞成分的化学组成、理化特性及其功能的主要手段。

1. 匀浆　低温条件下,将组织放在匀浆器中,加入等渗匀浆介质(即 0.25mol/L 蔗糖-0.003mol/L 氯化钙溶液)进行破碎细胞使之成为各种细胞器及其包含物的匀浆。

2. 分级分离　由低速到高速离心逐渐沉降。先用低速使较大的颗粒沉淀,再用较高的转速,将浮在上清液中的颗粒沉淀下来,从而使各种细胞结构,如细胞核、线粒体等得以分离。由于样品中各种大小和密度不同的颗粒在离心开始时均匀分布在整个离心管中,所以每级离心得到的第一次沉淀必然不是纯的最重的颗粒,须经反复悬浮和离心加以纯化。

3. 分析 分级分离得到的组分,可用细胞化学和生化方法进行形态和功能鉴定。

二、实 验 用 品

1. 材料 昆明种小白鼠。

2. 试剂 0.25mol/L 蔗糖-0.003mol/L $CaCl_2$ 溶液、1%甲苯胺蓝染液、0.02%詹纳斯绿 B 染液、0.9%NaCl 溶液。

3. 仪器设备 冰块、玻璃匀浆器、普通离心机、台式高速离心机、普通天平、光学显微镜、载玻片、盖玻片、刻度离心管、高速离心管、滴管、10ml 量筒、25ml 烧杯、玻璃漏斗、解剖剪、镊子、吸水纸、纱布、蜡盘、平皿、牙签。

三、方法与步骤

1. 制备鼠肝细胞匀浆

(1) 用颈椎脱位的方法处死小白鼠后,迅速剖开腹部取出肝脏,剪成小块(去除结缔组织)尽快置于盛有 0.9%NaCl 的烧杯中,反复洗涤,尽量除去血污,用滤纸吸去表面的液体。

(2) 将湿重约 1g 的肝组织放在小平皿中,用量筒量取 8ml 预冷的 0.25mol/L 蔗糖-0.003mol/L 氯化钙溶液,先加少量该溶液于平皿中,尽量剪碎肝组织后,再全部加入。

(3) 剪碎的肝组织倒入匀浆管中,使匀浆器下端浸入盛有冰块的器皿中,左手持之,右手将匀浆捣杆垂直插入管中,上下转动研磨 3~5 次,用 3 层纱布过滤匀浆液于离心管中,然后制备一张涂片①,做好标记,自然干燥。

2. 细胞核的分离提取与观察

(1) 将装有滤液的离心管配平后,放入普通离心机,以 2500r/min 离心 15 分钟;缓缓取上清液,移入高速离心管中,保存于有冰块的烧杯中,待分离线粒体用;同时涂一张上清液片②做好标记,自然干燥;余下的沉淀物进行下一步骤。

(2) 用 6ml 0.25mol/L 蔗糖-0.003mol/L 氯化钙溶液悬浮沉淀物,以 2500r/min 离心 15 分钟弃上清,将残留液体用吸管吹打成悬液,滴一滴于干净的载玻片上,涂片③,自然干燥。

(3) 将①、②、③涂片用 1%甲苯胺蓝染色后盖玻片即可观察。

(4) 分别于高倍镜下观察三张涂片,描述镜下所见。

3. 高速离心分离提取线粒体

(1) 将装有上清液的高速离心管,从装有冰块的烧杯中取出,配平后,以 17 000g 离心 20 分钟,弃上清,留取沉淀物。

(2) 加入 0.25mol/L 蔗糖-0.003mol/L 氯化钙液 1ml,用吸管吹打成悬液,以 17 000g 离心 20 分钟,将上清吸入另一试管中,留取沉淀物,加入 0.1ml 的 0.25mol/L 蔗糖-0.003mol/L 氯化钙溶液混匀成悬液(可用牙签)。

(3) 取上清液和沉淀物悬液,分别滴一滴于干净载玻片上(分别标记④、⑤涂片),各滴一滴 0.02%詹纳斯绿 B 染液盖上盖玻片染 20 分钟。

(4) 油镜下观察,颗粒状的线粒体被詹纳斯绿 B 染成蓝绿色。

小 结

细胞质（cytoplasm）是细胞膜内、细胞核之外的区域，是细胞内完成各种主要生命活动的基地，主要由细胞器、细胞基质、细胞骨架构成。本章主要介绍了内质网、高尔基复合体、溶酶体、过氧化氢体、线粒体五种重要细胞器的结构与功能。内质网分为粗面内质网和滑面内质网两类，前者是蛋白质合成和加工的场所，后者是一种多功能细胞器，主要是脂类合成的场所。高尔基复合体是对来自内质网的蛋白质加工、分类和包装的场所。溶酶体能分解衰老、损伤的细胞器，吞噬并杀死入侵的病毒或细菌。线粒体是细胞进行有氧呼吸的主要场所。又称"动力车间"。线粒体还具有半自主性。

知识扩展

溶酶体与矽肺

矽肺（silicosis）是一种职业病，与溶酶体膜受损有关。空气中的矽尘颗粒（二氧化矽，SiO_2）被吸入肺组织后，便被巨噬细胞吞噬，形成吞噬小体，吞噬小体与内体性溶酶体融合形成吞噬性溶酶体。二氧化矽在吞噬性溶酶体内形成矽酸分子，能以其羧基与溶酶体膜上的受体分子形成氢键，影响膜的稳定性，使大量水解酶和矽酸流入细胞质内，引起巨噬细胞自溶。细胞自溶所释放的二氧化矽被正常细胞吞噬后，重复上述过程。巨噬细胞的不断自溶诱导成纤维细胞增生并分泌大量胶原物质，使吞入二氧化矽的部位出现胶原纤维结节，降低肺的弹性，妨碍肺的功能而形成矽肺。克矽平类药物治疗矽肺的机制是该药物中的聚 α-乙烯吡啶氧化物能与矽酸分子结合，减少了矽酸分子对溶酶体膜的影响，从而保护溶酶体膜不发生破裂。

英文词汇

细胞质	cytoplasm	初级溶酶体	primary lysosome
内膜系统	endomembrane system	次级溶酶体	secondary lysosome
内质网	endoplasmic reticulum	残余体	residual body
粗面内质网	rough endoplasmic reticulum	异噬溶酶体	phagolysosome
滑面内质网	smooth endoplasmic reticulum	自噬溶酶体	autophagolysosome
高尔基复合体	Golgi complex	线粒体	mitochondrion
溶酶体	lysosome	核糖体	ribosome

复 习 题

1. 内质网分为几种？在形态结构和生理功能各有何特点？
2. 为什么说高尔基体是一种极性细胞器？
3. 溶酶体分为几类？各有何特点？
4. 请根据线粒体外膜比内膜通透性高这一特性，设计分离线粒体各组分的方法。

（何 浪）

第五章　细胞骨架

一、概　　述

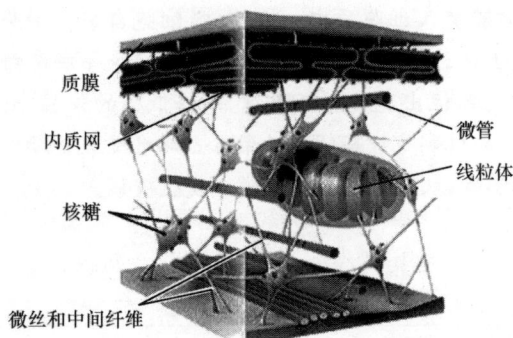

图 5-1　细胞骨架的立体观(引自 C.J.Avers，1981)

细胞骨架(cytoskeleton)是普遍存在于真核细胞中由蛋白纤维组成的网状结构(图5-1)，由微丝、微管和中间纤维组成。根据在细胞中分布的部位不同，细胞骨架主要分为细胞质骨架和核骨架。这里只介绍细胞质骨架。细胞骨架对保持细胞形态、细胞运动、细胞内运输、细胞分裂以及信息传递等方面都起着重要的作用，此外，还与某些病理过程(如癌变)密切相关。因此，细胞骨架是近年来细胞亚微结构研究中非常活跃的领域之一，已引起人们极大的关注。

二、细胞骨架的研究方法

细胞骨架在形态结构上与其他细胞器有明显的不同，具有弥散性、整体性、变动性的特点，这使其研究方法具有自己的特点。从 20 世纪 60 年代后期到 80 年代初，免疫荧光显微术，各种专门化和改进的电镜技术和体外装配技术，曾经对骨架的研究起了很大的推动作用，并且至今仍然起着重要的作用。

(一)荧光显微术

可用荧光显微镜研究细胞骨架的动力学，包括组装、去组装和物质运输等。这种方法好处是在活细胞时就可以观察，而且，可用荧光抗体研究浓度很低的蛋白质在细胞内的位置，因为标记的荧光抗体同特异的蛋白具有很高的亲和性。用这种方法对微管、肌动蛋白纤维、中间纤维进行了成功定位。

(二)录像增强反差显微镜技术

录像增强反差显微镜技术是近年来发展的技术，将微分干涉显微镜、相差显微镜或荧光显微镜获得的图像经电子放大提高亮度后,用高敏感度摄像机摄取并输入计算机,经过数字化处理增强反差,减低背景,再显示到屏幕上或直接存储起来。这种方法可以使光学显微镜的分辨力提高一个数量级,从而可以看到单根的纤维,特别是它可以观察不固定、不染色的活标本(图 5-2,彩图 1)。这对于研究以运动为主要功能的细胞骨架来说,具有重要意义。用这种技术能够观察并记录比显微镜分辨率低的结构,如观察直径为 25nm 的微管、40nm 的运输泡等。这一技术的发展可运用于观察研究分子马达(molecular motor)运动,实验中,将微管样品放在载玻片上,然后通过聚焦的激光束系统将含有分子马达的样品直接放到微管上,在合适的条件下,可在电视屏幕上观察分子发动机能够以 ATP 为能量沿着微管移动。

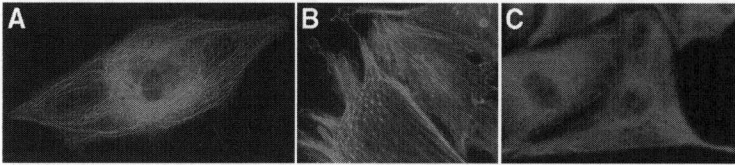

图 5-2 荧光标记的微管、微丝、中间纤维(引自 Ingber DE, Cell Sci, 2003)

(三)电子显微技术

细胞骨架的一个很特别的性质是在非离子去垢剂,如 Triton X-100 处理时保持非溶解状态。当用这类去垢剂处理细胞时,可溶性的物质、膜成分被抽提出来,留下细胞骨架,并且同活细胞中的结构完全一样。根据这一特性,采用金属复型技术在电子显微镜下观察到细胞骨架的基本排列。

(四)基因工程细胞

随着人们对基因组研究的深入,可以通过基因敲除鼠或基因工程细胞来发现和深入研究参与细胞骨架的基因。例如,对果蝇基因组分析发现,大约 100 种蛋白是马达蛋白或与马达蛋白的相互作用蛋白。这些基因均可以被分离、突变或沉默。敲除马达蛋白 dynein 的小鼠分离其细胞发现高尔基体断裂分散在胞质,提示 dynein 在高尔基体的定位中起重要作用。

此外,显微注射、特异性药物的应用、单克隆抗体技术的日臻成熟,使得各种骨架蛋白空间组织的研究得到推进。无包埋切片技术,快速冷冻-深度蚀刻技术和体外骨架结构体的分离制备方面的成就,也使人们能长时间观察到更为真实和清晰的细节。

目前,细胞骨架的研究已从形态观察为主,迅速推进到分子结构、功能和调节(包括基因的调节)的研究。其丰富的成果正使得该领域的研究成为细胞生物学中把分子行为和细胞行为紧密结合,把结构与功能紧密结合起来的一个突出的范例。

三、微 管

(一)微管(microtubules)的发现

细胞的许多生理活动,如细胞形态的改变、细胞分裂等过程中伴随着各种形式的运动,这些活动中所表现出的组织性、方向性用以往人们所知道的细胞结构是无法解释的。这使人们设想,细胞中必定有某种负责支撑与运动的成分。早在 1924 年,在光学显微镜下首先发现了一些粗而直的纤维,并命名为应力纤维。20 世纪 40 年代后期,有人从原生质胶态转变的现象推测,可能在胞质中存在着一种蛋白质纤维的网架。1954 年,在超薄切片的电子显微镜观察中首次看到了微管。但是由于长时间以来电镜研究中都是以锇酸或高锰酸钾在0～4℃固定材料,这使得骨架系统的大部分都遭到破坏。直到 1963 年,Slauterback 采用戊二醛常温固定方法,才首先使用电镜在水螅刺细胞中发现了微管。微管是一种直而中空的圆筒状结构,是细胞骨架中最粗的一种。微管以不同的形式存在于真核细胞中:①血管内皮细胞的微管是分散在细胞质中,呈不规则排列;②在神经细胞的轴突和树突部分,常呈平行束状;③在鞭毛、纤毛和中心粒等细胞器中,由数根成束的微管高度有序排列聚集在一起。

至 20 世纪 60 年代末,大量生化研究表明,微管的主要成分是一种酸性的微管蛋白(tubulin),由 α 和 β 两种单体构成。每个单体的分子量为 55 000,α 和 β 各一个分子常连在一起构成二聚体。由若干二聚体排列成纤维状结构,组成直径为 5nm 的原纤维,又由 13 根原纤维再围成微管的管壁(图 5-3)。此外,还有微管相关蛋白参与。

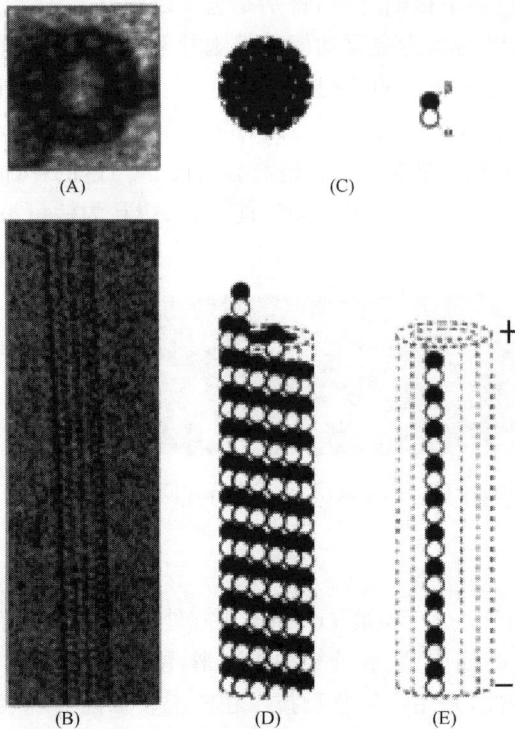

图 5-3 微管的结构(引自 ALberts,1989)

(二) 微管的装配

直径约 4nm 的球形蛋白分子是如何组装成长达数微米的微管的? 一度有人认为微管可能像烟草花叶病毒那样是自发组装的;但最近三十多年的研究表明,微管组装与微管蛋白生化性质有着颇为复杂的关系。

1. 微管装配的体外研究 1972 年,Richard Weisenberg 首次在体外组装微管获得成功。他将脑的匀浆物置于 37℃,然后添加 Mg^{2+},GTP 和 EGTA(EGTA 是 Ca^{2+} 的螯合剂,抑制聚合作用),发现只要降低或提高反应温度就可以使微管去组装和重组装。通过体外组装实验,还发现在反应系统中添加微管碎片能够加速微管的组装,加入的微管碎片起着"种子"的作用。

根据体外实验的结果推测微管组装的主要过程是:首先,α 微管蛋白和 β 微管蛋白形成长度为 8nm 的 $\alpha\beta$ 二聚体,$\alpha\beta$ 二聚体先沿纵向聚合形成一个短的原纤维,这种原纤维可能是不够稳定的。第二步是以原纤维为基础,经过侧面增加二聚体而扩展为弯曲的片状(sheet)结构,这种片状结构的稳定性大大提高。第三步是 $\alpha\beta$ 二聚体平行于长轴重复排列形成原纤维。当螺旋带加宽至 13 根原纤维时,即合拢形成微管的壁。游离的、在 β 微管的交换位点结合有 GTP 的 $\alpha\beta$ 微管蛋白二聚体再不断加到这一微管的端点使之延长。

在同一根微管的 13 条原纤维中,所有 $\alpha\beta$ 二聚体的取向都是相同的,所以微管的两端是不等价的,这就是微管的极性。在 $\alpha\beta$ 二聚体微管蛋白掺入到新生微管之后不久,β 亚基上的 GTP 被水解成 GDP,如果聚合作用比水解作用快,就会在微管的一端产生结合有 GTP

的帽子结构,这就是(+)端,通常(+)端聚合作用的速度是(-)端聚合作用的两倍。

微管是一种动态的、不稳定的结构,可依细胞活动不断组装和去组装。很多理化因素也对此有影响:温度高于 20℃,有氧化氘(D_2O)存在,Ca^{2+} 浓度降低时,均可加速微管组装;温度低于 4℃时,Ca^{2+} 浓度升高,以及秋水仙碱、秋水仙胺、长春花碱、长春新碱等均可不同程度地引起微管去组装。

2. 微管体内装配 微管组装的研究经历了"体内—体外—体内"三个阶段,20 世纪 70 年代至今,人们不断进行体内实验以检验体外装配模型。其中获得较多支持的是"动态不稳定"(dynamic instability)模型。所谓"动态不稳定"是指在同一群体中微管存在独立的生长相和缩短相且很少相互转化的现象。

研究人员用比浊度法研究体内微管蛋白量,并用免疫荧光技术观察、计数微管,发现装配反应一定时间后微管总量趋于稳定,但这种稳定状态不是由微管平均长度和数目都恒定来维持,而是靠微管平均长度增加和数目减少维持。微管群体稳定的背后隐藏着单个微管的不稳定,大多数微管以较慢速度生长,处于生长相;少数则快速拆卸,释放出微管蛋白,处于缩短相。Schulze 等在 1987 年报道,每个绿猴肾镶养细胞中平均含微管 700 余个,其中约 500 个慢速生长,100 个快速缩短,另 100 个则比较稳定。Cassimeris 等在 1986 年在人单核细胞和成纤维细胞中报道了类似的现象。另外早有工作表明,微管组装伴随着 GTP 水解。

在上述发现的基础上,Kirshner 和 Mitchison 提出"动态不稳定"模型,其要点是微管蛋白只在微管末端掺入或解离,同一环境下某个微管是生长还是缩短,由其末端决定;在微管中微管蛋白上 GTP 的水解速度与介质中微管蛋白浓度无关,而微管组装速度(即游离微管蛋白掺入微管的速度)则与后者成正比;当组装速度高于水解速度时,掺入 GTP-tubulin 就在微管末端积累,形成"GTP 帽"(其长度处于随机波动之中);当"GTP 帽"很小以致随机丢失时,微管末端露出 GDP-tubulin,其构象不同于 GTP-tubulin,亚基间键较弱,倾向于解离,溶液中的微管蛋白对其亲合性也很弱,故微管开始拆卸而进入缩短相。因微管内部几乎都是 GDP-tubulin,一旦失去 GTP 帽,微管末端不断暴露的都是 GDP-tubulin,所以微管就会不断拆卸直至消失。只有少数情况(如微管中残留了足够的 GTP-tubulin)才能使微管从缩短相转入生长相。

许多体内实验也支持该模型。Soltys 等在 1985 年发现在有丝分裂期,荧光脉冲标记的微管蛋白只在微管两端掺入。Mitchison 将标记微管蛋白注入细胞后发现,微管未标记部分与已标记部分间存在清晰的界限,可见亚基直接从微管侧面掺入的可能性不大。Cassimeris 在 1986 年证实:"拆卸一旦开始则十分剧烈。"他声称其实验结果符合"动态不稳定"模型。Schulze 等研究发现,为使细胞微管动态群体的平均含量恒定,500 个微管要以 $3.7\mu m/min$ 生长,100 个微管则以 $18.7\mu m/min$ 缩短。

(三)微管与细胞分裂

陈忠才,蔡尚等人在研究中发现,在分裂中期前解聚微丝骨架,细胞可以进入分裂期并进行染色体分离,但胞质分裂不能进行,结果形成双核细胞;在后期发生之前解聚微管骨架,将严重影响分裂沟的定位和胞质分裂的起始;在分裂后期解聚微丝骨架,分裂沟不能起始和内缩,已经内缩的分裂沟将发生回缩,胞质分裂完全受到抑制,结果也导致形成双核细胞;而在胞质分裂起始之后再解聚微管骨架,胞质分裂可以进行,但子细胞明显脆弱。在分裂中期后同时解聚微管和微丝骨架,也只形成双核细胞,且两核紧贴。这些结果表明,微管骨架在分裂沟的定位和起始过程中起重要作用,微丝骨架在分裂沟起始和内缩过程中将起重要作用。起始和内缩的协调作用下,胞质分裂才能正常完成。

（四）微管与物质运输

真核细胞内一些生物大分子的合成部位与行使功能部位往往是不同的,因此,必然存在精细的物质转运系统和分选机制。应用快速冷冻深度蚀刻技术在电子显微镜下观察轴突内部的结构时,在微管和一些膜性细胞器之间常常会看到一些横桥样结构。在电视显微镜下观察活细胞,可以看到许多细胞器或膜状小泡在细胞质或神经元的轴突内部沿微管做定向运动。甚至在同一根微管上可以观察到一些膜性细胞器向微管的一端运动,而另一些则向相反的方向移动。如果用破坏微管或抑制 ATPase 活性的药物处理细胞,可以使这种依赖于微管的膜泡运输作用停止。这种细胞内依赖于微管的膜泡运输不同于自由扩散,是需要能量的定向转运。在微管和膜泡之间显然存在一类既能与微管结合,又能与膜泡特异性结合的分子马达。它们能利用水解 ATP 将化学能转变为机械能,有规则地沿微管运输货物。

四、微　　丝

（一）微丝的发现

微丝(microfilaments)是由肌动蛋白亚单位组成的螺旋状纤维。肌动蛋白(actin)最初是 20 世纪 40 年代在脊椎动物骨骼肌中发现并加以命名的,是真核生物细胞中最普遍存在的、最古老的蛋白质之一。1966 年,Hatato 和 Cosawa 首次从低等生物黏菌中分离纯化出肌动蛋白。同年,Brleno 和 Thimann 在非肌细胞——燕麦胚芽鞘中发现微丝结构,测出其纤维直径为 7nm,成束分布在细胞质中。1972 年,Parthasarthy 和 Muhlethaler 广泛调查了 12 种植物的根、茎细胞等处于伸长中的细胞,都发现有微丝存在。因此,他们得出结论:微丝普遍存在于植物细胞中。进入 20 世纪 80 年代后,已经证实肌动蛋白广泛存在于动物、植物、菌类、藻类和原生动物中。

（二）微丝的功能研究

1. 微丝的支持功能　许多细胞中存在一种较稳定的肌动蛋白纤维束结构,称为应力纤维(stress fiber),这种纤维在细胞膜下沿细胞长轴平行排列,而在质膜上有附着点,对细胞起支撑作用。张力纤维在两个附着点之间进行等位收缩不运动,收缩时产生的力为细胞膜提供一定的强度和韧性,抵抗细胞内外的压力,维持细胞的形状。

2. 微丝与信息传递　较早的时候就有人证明质膜内表面的微丝分布同膜蛋白的分布在位置上有密切的对应关系,因此,人们很自然地联想到微丝可能与跨膜信号的传递也有一定的关系。

1998 年,戴建武等利用荧光显微镜结合流式细胞术定量研究活细胞内细胞骨架的变化,观察到伴刀豆蛋白 ConA 与巨噬细胞质膜上的受体结合后,能影响巨噬细胞内微丝的组装过程,使微丝组装加快并且微丝含量增多,他们推测这一现象可能与跨膜信号的传递密切相关。

另有人发现,在微丝系统和细胞外基质之间紧密联系的区域即黏着斑处包含有大量的传号传递级联物质,如酪氨酸激酶、蛋白激酶 C、Ca^{2+} 依赖性蛋白酶等。同时,黏着斑的结构成分如黏着斑蛋白、毛棘蛋白、踝蛋白等可以被上述酶磷酸化或蛋白水解而得以修饰;一些微丝和质膜间的"连接蛋白"如前纤维蛋白(profilin)、凝溶胶蛋白(gelsolin)、α-辅肌动蛋白等能直接插入到质膜的疏水区域中与膜脂发生作用。在质膜内,被膜脂修饰的"连接蛋白"又能同磷脂酰肌醇信使途径的代谢产物相作用。其中前纤维蛋白已被证明对质膜上磷脂酶的活性有负调作用,并因而可能是信号传递系统的一部分,这些"连接蛋白"就可将因跨膜信号传递而引起的变化,同经受体介导的微丝系统的变化联系起来。因此,有人认为微丝可能通过质膜连接(如连接蛋白)将跨膜信息从质膜传递到细胞核内,从而影响基因的表达。也有人认为微丝可以通过其物理力学作用将第二信使所含的信息进行放大。微丝通过影响质膜流动性而改变跨膜蛋白的活性和受体蛋白的分布也是它影响跨膜信号传递的一种方式。

3. 微丝与细胞运动 肌动蛋白是运动细胞伪足中最主要的结构组分。快速迁移的鱼角膜细胞是早期研究细胞运动的模式材料,免疫荧光标记发现肌动蛋白广泛分布在运动角膜细胞的伪足中,而微管蛋白只分布在细胞体部位;电镜观察表明微丝骨架在伪足的前沿密集排列。Verkhovsky 在 1999 年采用活体荧光标记肌动蛋白的研究表明微丝骨架积极参与了细胞伪足前沿的延展和形态建成。细胞剥落的残存细胞质体,既无微管蛋白也无细胞核的参与,也可实现自主运动,直到能量耗尽为止。利用抑制微丝聚合的细胞松弛素 D 处理运动细胞后,可抑制细胞的定向运动;而在药物处理解除后细胞又恢复了其运动,说明微丝骨架的动态变化对细胞运动来说是必不可少的。

4. 微丝与细胞质分裂 动物细胞进行有丝分裂时,在赤道部位形成分裂沟,分裂沟不断加深,细胞分裂为二。分裂沟的形成与微丝的活动有关。在分裂末期的细胞质中,肌动蛋白组装成大量平行排列的微丝,它们在分裂沟的下方,卷曲形成环状,称为收缩环。收缩环与卷曲蛋白相互需要而不断收缩,分裂沟逐渐加深,两个子细胞被分开。胞质分裂后,收缩环消失。

五、中 间 纤 维

(一)中间纤维的发现

中间纤维(intermediate filaments)最初由 Holtzer 在 1968 年研究鸡平滑肌细胞时发现的直径为 10nm 的绳索状结构,粗细介于微管和微丝之间。结构较稳定,用戊二醛-OsO_4 固定时,能看见微管、微丝和中间纤维(图 5-4a),用高盐溶液和非离子去垢剂处理细胞、OsO_4 固定时,微管、微丝和细胞结构基本上都被除去,但中间纤维有很强的抗抽提能力而被保存下来(图 5-4b)。中间纤维存在于绝大多数动物细胞内。细胞质中间纤维通常是围绕细胞核开始组装,并伸展到细胞边缘与细胞质膜上细胞连接如桥粒结构相连。通过细胞连接,中间纤维将相邻的细胞连成一体。在细胞核内,参与核纤层的构成紧贴在核膜的内侧。

各种细胞内的中间纤维,由于各自的免疫学特性、化学性质不同,因而功能各异。共分为 5 种蛋白成分不同的纤维,每种纤维的分布具有严格的组织特异性,这一点已被应用于肿瘤临床鉴别诊断,以鉴别肿瘤细胞的组织来源。但不同的纤维基本结构皆相似,每种中间纤维都有一个由约 310 个氨基酸组成的 α-螺旋杆状区,是保守的二级结构。

(二)中间纤维的装配

向细胞内导入荧光标记的中间纤维蛋白,然后观察中间纤维的组装过程,结果显示带荧光标记的中间纤维蛋白可以在已经存在的中间纤维的多个位点加入,而不是仅仅在末

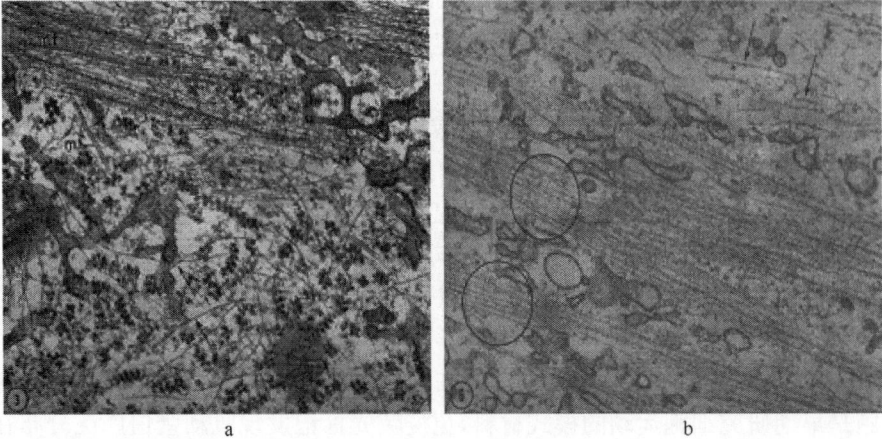

图 5-4　平滑肌细胞中的中间纤维

a.戊二醛-OsO$_4$ 固定;b. OsO$_4$ 固定;箭头所为中间纤维(引自 J Cell Biol.1969;38(3):538-555)

端。可见在细胞内新的中间纤维蛋白可以通过交换的方式渗入到原有的纤维中去。用胰蛋白酶处理体外培养的成纤维细胞,在细胞变圆的同时,细胞内的中间纤维网络解聚。在去除胰蛋白酶以后,新的中间纤维似乎从细胞核的周围开始组装,并向细胞边缘延伸。

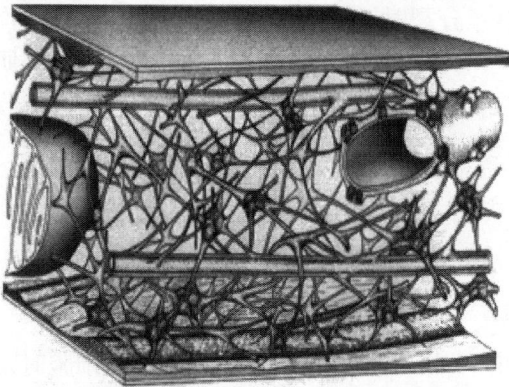

图 5-5　微梁结构示意图(cell motility vol3.1-28)

六、微梁网络结构的研究历程

(一)微梁结构的提出

在 20 世纪 70 年代,Keith Porter 通过高压电子显微镜对全细胞进行研究时,第一次提出了微梁的概念(图 5-5)和学说,认为在细胞质和细胞膜充满不规则的细长晶格,充填在先前已知的所有其他的细胞结构之间,包括所有的各种纤维样细胞骨架和各种膜性细胞器。这些微梁无孔不入,互相连接成"细胞基质",承载着细胞器。微梁有时呈现窄的锥形圆筒,长 50～100nm。类似海绵状骨钙化的骨小梁,参与细胞的形态维持与运动。

(二)微梁结构的否定

在微梁的实验研究中,用低浓度去垢剂 Brij58 处理细胞,去除膜性细胞器而不破坏胞质蛋白质,这样就能用 HVEM 观察到微梁。其后研究发现 Brij 抽提的细胞再用 Triton X-100 溶解许多微梁,可以看到一个更稳定的各种微丝和微管组成的骨架网络结构。由此,Schliwa 等推论存在一个稳定的微梁网络,其形态至少能在 Brij 处理后仍保持完整。

但是随着后续研究的进展,该学说逐渐被否定。Hardy 采用与白蛋白的孵育再行固定的方法,在骨髓细胞首先看到了星体和纺锤体的图片,因此,他认为细胞基质中的肺泡样结构只是固定导致的。1979 年,Heuser 采用最新的冰冻蚀刻技术更深入地研究细胞基质的性质,发现微梁的轴向周期性类似于 F-肌动蛋白的纤维亚单位组成。因此微梁结构是不存在的。

实验观察

实验 细胞骨架的显示和观察

一、实 验 原 理

细胞骨架是指细胞质中纵横交错的纤维网络结构,按组成成分和形态结构的不同可分为微管、微丝和中间纤维。它们对细胞形态的维持、细胞的生长、运动、分裂、分化和物质运输等起重要作用。当用适当浓度的 TritonX-100 处理细胞后,可破坏细胞膜和细胞内的蛋白质,但细胞骨架系统的蛋白质却保护完好,经戊二醛固定,蛋白质的非特异性染料考马斯亮蓝 R250 染色后,用光学显微镜观察,可以见到细胞内一种以微丝为主的网状结构,即是细胞骨架。

二、实 验 用 品

1. 材料 新鲜洋葱鳞茎、人口腔上皮细胞、人成纤维细胞及其他培养的肿瘤细胞。

2. 试剂 磷酸缓冲液(PBS)、M-缓冲液、1% TritonX-100 溶液、0.2%考马斯亮蓝 R250 染液、3.0%戊二醛固定液。

3. 仪器设备 光学显微镜、CO_2 培养箱、镊子、剪刀、试管、表面皿、滴管、载玻片、盖玻片、灭菌牙签、1.5ml 离心管(EP 管)、1ml 取液器、酒精灯、染色缸。

三、方 法 与 步 骤

1. 人及动物细胞的微丝观察

(1) 将细胞培养在盖玻片上,未致密时即可使用。取出盖玻片,用 PBS 洗 3 次;或用灭菌牙签刮取人口腔上皮细胞,置于含有 1ml 生理盐水的 EP 管中,混匀,3000r/min 离心 10min,弃 0.5ml 上清,用吸管或加样枪将余下的上清和细胞沉淀打匀、涂片、晾干,用 PBS 洗 3 次。

(2) 用 1%TritonX-100 于 37℃处理 20~30min。

(3) 用 M-缓冲液轻轻洗细胞 3 次,每次约 2min,以提高细胞骨架的稳定性。

(4) 略晾干后,用 3.0%戊二醛固定细胞 10min。

(5) 弃固定液,用 PBS 洗 3 次,每次约 1min,滤纸吸干。

(6) 用 0.2%考马斯亮蓝 R250 染片子 10~15min。蒸馏水冲洗,在空气中自然晾干。

(7) 在光学显微镜下观察,可见细胞中存在被染成蓝色的纤维网状结构,即是构成细胞骨架的微丝束等。

2. 植物细胞的微丝观察

(1) 用镊子撕取洋葱鳞叶内表皮若干片约 1cm² 大小,放入小烧杯或小培养皿中,用磷酸盐缓冲液(PBS,pH 6.8)洗 3 次,每次约 0.5min。

(2) 吸去 PBS,用 1%TritonX-100,37℃处理洋葱表皮 20~30min。

(3) 除去 TritonX-100,用 M-缓冲液充分洗 3 次,每次约 2min,以使细胞骨架的稳定。

(4) 加 3.0%戊二醛固定 10min。

（5）弃固定液,用 PBS 洗 3 次,每次约 1min,滤纸吸去残留液体。

（6）0.2％考马斯亮蓝 R250 染色 10～15min。

（7）用清水冲洗数遍,降低背景。

（8）将样品置于载玻片上,加盖玻片（也可不加）,制成临时制片。

（9）在光学显微镜下观察。

四、实 验 结 果

可见细胞中存在被染成蓝色的纤维网状结构,主要是构成细胞骨架的微丝束等。

五、思 考 题

（1）1％TritonX-100 处理细胞的作用是什么?

（2）M-缓冲液有何作用?

（3）实验中的关键步骤是什么?

六、作 业

绘出洋葱鳞叶内表皮细胞内细胞质骨架的分布图。

［附］ 溶液的配制

1. 磷酸缓冲液(PBS,pH7.2)

氯化钠 8.0g 氯化钾 0.2g 磷酸二氢钾 0.2g 磷酸氢二钠 1.15g 蒸馏水 1000ml

2. M-缓冲液

咪唑 3.40g 氯化钾 3.70g 氯化镁($MgCl_2 \cdot 6H_2O$)101.65m

EGTA(乙二醇双醚四乙酸)330.35m EDTA(乙二胺四乙酸)29.22m

巯基乙醇 0.07ml 甘油 292ml 蒸馏水加至 1000ml

3. 1％Trion X-100 溶液

Trion X-100 1ml M-缓冲液 99 ml

4. 0.2％考马斯亮蓝 R250 染液

考马斯亮蓝 R250 0.2g 甲醇 46.5ml 冰醋酸 7ml 蒸馏水 46.5 ml

5. 3.0% 戊二醛固定液

25％ 戊二醛取 3ml ,PBS(pH7.2)97ml

小 结

细胞骨架是指广泛存在于细胞内的由蛋白纤维构成的空间网络结构。包括微管、微丝和中间纤维三种结构。微管是一种直而中空的纤维,微丝是一种实心纤维,中间纤维的直径介于微管和微丝之间。细胞骨架的主要功能是维持细胞的空间形态,参与细胞的运动。

知识扩展

细胞骨架与肿瘤

肿瘤细胞的主要特征之一是不受控制的增殖。在多细胞机体中,细胞功能和结构是密切相关的,因此,与细胞生长有关的功能至少有一部分是通过有组织的细胞骨架可传递的信号来调节的。在恶性转化的细胞中,细胞常表现为细胞骨架结构的破坏和微管解聚,在细胞骨架的组织以及细胞骨架不同成分之间的相互作用上亦发生重要的改变。但是,许多转化细胞内仍然存在着发达的微管和中间纤维系统,而且,在肿瘤细胞内仍然维持中间纤维的组织特异性分型,可以用于肿瘤诊断和分类。荧光抗体技术已证明,在长期传代的癌变细胞内微管显著减少,细胞表面的微突也减少。如我国学者对胃癌、鼻咽癌、食管癌、肺鳞癌、肺小细胞癌、肺腺癌、小鼠肉瘤 9 株肿瘤细胞进行观察,证明肿瘤细胞质内免疫荧光染色的微管减少甚至缺失。对比观察人食管癌细胞和正常食管上皮细胞微管在细胞周期内的变化发现,癌细胞微管的变化主要发生在间期,而在分裂期、纺锤体微管与正常细胞相同。肿瘤细胞许多主要改变是在微丝及其结合蛋白的组织结构上检测出来,这包括黏着斑的组织和它的成分的瓦解,后者又导致细胞表面纤黏蛋白的释放,黏着性减弱,更圆的细胞形态及失去把肌动蛋白连接到质膜上的能力,从而使应力纤维尚失。

英文词汇

细胞骨架	cytoskeleton	肌动蛋白	actin
微管	microtubules	分子马达	molecular motor
微管蛋白	tubulin	应力纤维	stress fiber
微丝	microfilaments	中间纤维	intermediate filaments

复习题

1. 三种细胞骨架成分有何不同?
2. 微丝与微管的组装有何不同?
3. 中间纤维的类型有哪些种?

（李　红）

第六章 细 胞 核

学习目标

1. 掌握核孔复合体的多种模型结构。
2. 熟悉核膜功能的多种研究方法。
3. 了解细胞核的发现过程。

理论基础

一、细胞核的发现

细胞核是最早发现的细胞器。弗朗兹·鲍尔在 1802 年对其进行最早的描述;1831 年,苏格兰植物学家罗伯特·布朗以显微镜观察兰花时,发现花朵外层细胞有一些不透光的区域,并称其为"areola"或"nucleus"。在 1876 到 1878 年间,奥斯卡·赫特维希的数份有关海胆卵细胞受精作用的研究显示,精子的细胞核会进到卵子的内部,并与卵子细胞核融合。首度阐释了生物个体由单一有核细胞发育而成的可能性。赫特维希后来又在其他动物的细胞,包括两栖类与软体动物中确认了他的观察结果。而爱德华·施特拉斯布格也从植物得到相同结论。这些结果显示了细胞核在遗传上的重要性。到了 20 世纪初,有丝分裂得到了观察,而孟德尔定律也重新见世,这时候细胞核在携带遗传信息上的重要性已逐渐明朗。细胞核(nucleus)是真核细胞内最大、最重要的细胞器,是细胞遗传与代谢的调控中心。所有真核细胞,除高等植物韧皮部成熟的筛管细胞和哺乳动物成熟的红细胞等极少数细胞之外,都含有细胞核。一般来说,真核细胞失去细胞核后不久即导致细胞死亡。

细胞核由核膜(包括核孔复合体)、染色质、核仁及核基质四个部分组成,是遗传信息的储存场所,在这里进行基因复制、转录和转录初产物的加工过程,从而控制细胞的遗传与代谢活动。

二、核膜的研究

核被膜在普通光学显微镜下难以分辨,在相差显微镜下,由于细胞核与细胞质的折光率不同,可以看出核被膜的界限,只有在电子显微镜下才能看清核被膜的细微结构。关于核被膜的结构组成,目前有两种看法,一种意见认为核被膜有 3 种结构组分:双层核膜、核孔复合体与核纤层。核纤层紧贴内层核膜下,是一层由纤维蛋白构成的网络结构,它与胞质中间丝、核内骨架有密切联系。当真核细胞有非离子去垢剂、核酸酶及高盐溶液等分级抽提后,核纤层往往与核孔复合体、胞质中间丝、核内骨架一起被保存下来,成为贯穿于细胞核与细胞质的骨架体系;所以另一种意见认为核纤层不属于核被膜的结构组分。

(一)核膜的组装研究

核膜(nuclear membrane)由两层单位膜构成(图 6-1)。外膜面向细胞质,表面附有核糖体,部分与 RER 相连通,其形态、组分及含有的酶的种类也与内质网无明显区别,故核膜也属于内膜系统的一部分;内膜面向细胞核,其内侧为纤维蛋白包围的核纤层,起支持核膜的作用;内外膜之间的腔隙称为核周间隙。在细胞周期中,核膜经历有规律的解体与重建。但一直以来,对于子细胞的核膜是来源于旧核被膜碎片,还是来自其他膜结构,人们并无定论。将变形虫培养在含有 ^{3}H-胆碱的培养基中,^{3}H-胆碱掺入到磷脂酰胆碱中,这样核膜便被 ^{3}H

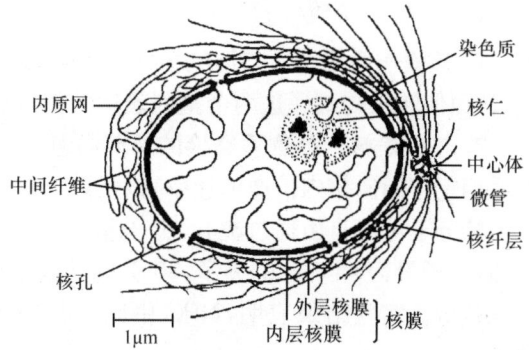

图 6-1　细胞核横切面(引自 B.Alberts et al.,1989)

标记。将带有放射性标记的核取出,移植到正常的去核变形虫中,追踪观察一个细胞周期,结果发现子代细胞形成后,原有的放射性标记全部平均分配到子细胞的核膜中,说明旧核膜参与了新核膜的构建。

(二) 核孔复合体(nuclear pore complex,NPC)研究进展

1950 年,Callan 和 Tomlin 在电镜超薄切片样品中,首次报道了核孔的存在,当时所能观察到的似乎是被一"隔板"所封闭的孔隙。50 年代建立起来的电镜冰冻蚀刻制样技术,可以清楚地显示核孔的形状,大小及其在核膜上的分布。60 年代中期,人们用电镜负染色技术进一步显示了核孔及其周围的复杂结构。在此基础上,1970 年 Roberts 等提出了 NPC 的结构模型。NPC 是极其复杂却又很有规则的结构(图 6-2),其外径约 80 nm,在 NPC 的周缘有一环状结构,形成 NPC 的外壁,环状结构本身又分为内(面向核质)、外(面向细胞质)二部分,各由 8 个对称分布的球形小体构成。球形小体直径为 15nm,电镜下呈丝状结构,球形小体彼此之间也由细纤维联系,其间充满不定形基质。纯化的 NPC 大小为 $50\times10^6\sim100\times10^6$ 道尔顿。有些 NPC 的中央还有一个独立的球形小体,它可能是正在向核外运输的核蛋白类物质。近十年来,人们对 NPC 的结构与功能的研究取得较大的进展,1982 年 Unwin 等对 Roberts 的模型做了一些修改。1990 年里斯(Riss)等应用一种新的高分辨率的扫描电镜拍摄 NPC 的立体图像,发现 NPC 向细胞质一侧是由八个柱状体而不是球形小体组成,面对核质一侧则形成一个捕鱼笼状的结构,从而进一步解释了为什么比 NPC 中间通道直径大得多的物质也可以通过 NPC。

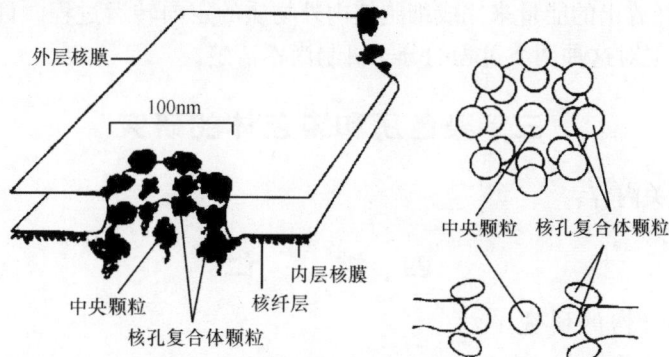

图 6-2　核孔复合体的结构(引自 B.Alberts et al.,1989)

（三）核膜功能的研究

1. 核膜作为细胞质与细胞核之间的界膜　核膜将细胞分成核与质两大结构与功能区域,从而使转录与翻译这两个基因表达的基本过程在时空上分开。

2. 核膜是核内外物质交换的调节通道　人们把不同大小的标记分子注射到细胞质中,然后测定它们向核内扩散的速率,以估计 NPC 中实际物质通道的大小。如分子量为 5000D 以下的分子可以自由通过核孔,分子量为 17 000 的蛋白质 2 分钟内即可在核-质之间达到平衡,分子量为 44 000 的分子,30 分钟达到平衡,而分子量大于 60 000 的球形蛋白则难以进入核中。实验结果表明,NPC 中间存在一个直径约 9nm 长约 15nm 的充满水溶液的通道。

然而细胞质中合成的 RNA 聚合酶和 DNA 聚合酶等的亚单位,其分子量大至 10 000～200 000D,它们也可通畅无阻地进入核内,而核内组装的核糖体亚基直径约 15nm,同样可以通过 NPC 运输到细胞质中。怎样解释这种现象呢? 通过研究发现,在 NPC 上有这些蛋白质的特异受体,同时还存在 ATP ,可以通过主动运输的方式将这些物质定向转运。目前研究较多的是一种称核质蛋白(nucleoplasmin)的转运过程。核质蛋白可以被蛋白酶水解成头尾二部分,如果把它的尾部和头部分别注入细胞质中,则只有尾部能够进入核内,说明 NPC 上受体能识别的信号存在于它的尾部。如果把直径为 20nm 的胶体金颗粒与核质蛋白的尾部连在一起,则发现胶体金颗粒也会进入细胞核内。用基因工程的方法进一步发现,向核内输入蛋白质的信号是一个仅含 4～8 个氨基酸残基的短肽,短肽中含较多的带正电的精氨酸和赖氨酸,有时也含有脯氨酸。如果把它接在某种细胞质内的蛋白质上,则这种蛋白质也可以被转移到细胞核中。与信号肽和导肽不同(引导蛋白质分子进入粗面内质网或线粒体等某些细胞器中),向核内输入蛋白质的信号短肽,在蛋白质通过 NPC 进入细胞核的过程中并不被切除,它可以反复使用。这对于真核生物细胞核裂解(分裂期)与形成(间期)的周期性变化中,某些核内蛋白质需要多次完成向核内的转移过程显然是有重要的生物学意义。

在 NPC 上,不仅存在着识别上述信号的受体,使细胞质中合成的某些蛋白质特异地进入细胞核中,同时也可能含有几种识别 RNA (或与 RNA 结合的蛋白质)的受体。如果将与 tRNA 结合的胶体金颗粒(直径 20 nm)注入细胞核中,则很快通过 NPC 进入细胞质内。如果注入在细胞质中则与 tRNA 结合的胶体金颗粒不能再进入细胞核。显然 NPC 存在一个复杂的控制装置,受体接到外来信号后,NPC 的构象发生改变,从而使一定大小的物质,利用 ATP 水解释放出的能量来完成细胞核内外物质的定向转运过程。目前虽然已分离了一些 NPC 蛋白,但对这种调节过程的分子机制尚不清楚。

三、染色质和染色体的研究

见第十章相关内容。

四、核　仁

（一）形态结构的研究

光镜下,核仁(nucleolus)通常为单一或多个均质的球形小体。而电镜下,核仁是真核细胞间期核中无膜包绕的由转录产物的前体 rRNA 相互缠绕而成的网状结构。可分为四个部分:含 rRNA 的纤维成分、含核糖体前体颗粒的颗粒成分、核仁相随染色质部分(含 rD-NA,是组织形成核仁的部位)、核仁基质部分(含无定形蛋白质液态物质)。

（二）功能的研究

电镜免疫细胞化学研究发现,用胶体金偶联的 RNA 聚合酶 I(专门负责 rRNA 基因转录)抗体全部分布在核仁的纤维中心,表明 rRNA 基因的转录部位在纤维中心。而电镜放射自显影研究中,用 ^{3}H 作为 RNA 合成的前体物进行短时间的脉冲标记,结果却显示标记不出现于纤维中心,而首先出现于密集纤维部分,另一些实验也证实,密集纤维部分存在 rDNA 和 RNA 聚合酶 I,说明这里才是 rRNA 转录区域。Medin 等(1986)提出核仁结构的二维模型,认为核仁组织区 DNA 以不同的结构和状态穿行于核仁中,其中不转录和准备转录的染色质构成纤维中心,转录活跃和准备转录的染色质构成密集纤维部分,rRNA 基因及其转录都是在核仁内部的纤维中心和密集纤维部分,转录产物的加工和成熟在核仁颗粒区进行,核糖体形成的空间顺序是:纤维中心—密集纤维部分—颗粒区。

五、核基质的发现

在真核细胞的核内除染色质、核膜与核仁外,还有一个以蛋白质成分为主的网架结构体系,这一网架结构体系最初由 Coffey 和 Berezney 等人于 1974 年从大鼠肝细胞核中分离出来。他们用核酸酶(DNase 和 RNase)与高盐溶液对细胞核进行处理,将 DNA、组蛋白和 RNA 抽提后,发现核内仍残留有纤维蛋白的网架结构,并将其称之为核基质(nuclear matrix)。因为它的基本形态与胞质骨架很相似,又与胞质骨架体系有一定的联系,因此又被称之为核骨架(nuclear skeleton)。

实验观察

实验一 细胞核的分离与鉴定

一、实 验 原 理

（一）核体的制备

核体是指含有少量细胞质并由质膜包裹的细胞核。因为在实际中我们不可能 100% 的得到细胞核,因此,我们只能制备含有少量细胞质的核体,核体的制备方法主要有吸出法和原生质体破裂法等。在本实验中我们采用排除法来制备核体。排除法制备核体是通过细胞松弛素和高速离心的作用使细胞核排出,然后从离心管底部沉淀中收集获得核体。

（二）细胞核的鉴定

因为细胞核中主要含 DNA,是碱性蛋白。因此将分离出的核体经三氯醋酸处理,抽提掉核酸后,用碱性固绿溶液染色,可以使细胞核内的碱性蛋白显示出来。

二、方 法 与 步 骤

1. 细胞培养 将欲分离微核体和细胞质的动物细胞接种于脱核塑料圆板上,使用适宜的培养基于 37 ℃的条件下培养,使细胞固定在脱核塑料圆板上,脱核塑料圆板的直径应稍小于离心管的直径,使用前先用水洗干净再经过乙醇杀菌处理。

2. 秋水仙碱处理 细胞培养一段时间以后,加入 0.1μg/ml 的秋水仙碱,处理细胞48～60h,使细胞形成多个大小不同的核体。

3. 细胞松弛素处理 在离心管内加入 5ml 预热至 37 ℃的细胞松弛素 B 溶液,将固定有动物细胞的圆板面朝下放入离心管内,固定圆板位置后,再加入 10ml 37 ℃的CB 溶液。

4. 离心 在 1000～1500r/min 核体从细胞排出。

5. 收集核体 由于核体的贴附力弱,可以从离心管底部的沉淀中收集。

6. 固定 将收集的核体涂于玻片上制成涂片,滴加 15％乙醇溶液于涂片上,固定5min,室温晾干。

7. 三氯醋酸处理 将已固定的血涂片浸在 90 ℃的三氯醋酸溶液中处理 20min,细流水反复冲洗玻片上的三氯醋酸直至冲尽。用滤纸吸干玻片上多余水分,晾干。

8. 染色 将制作好的涂片放入 0.1％碱性固绿染液中染色 10～15min,细流水冲去多余染液,晾干,镜检。

三、注 意 事 项

1. 在离心管内加入的 5ml 细胞核松弛素 B 溶液要预热到 37 ℃,因为只有这样才接近动物的最佳体温 37 ℃。

2. 涂片在用三氯醋酸处理时,时间不宜过长或过短,过长会使核膜裂解,过短使抽提的核酸不够。

3. 在染色时,时间一定要足够,否则染色不完全,得不到理想的实验结果。

4. 因去掉胞质的核体贴附能力弱,应注意在固定、三氯醋酸处理、染色时,尽量避免胞核的脱落。

四、预 期 结 果

经碱性固绿染色的核体涂片被染成绿色,说明这是碱性蛋白,即细胞核。

实验二 染色体核仁组成区的银染色法

一、实 验 目 的

通过实验,掌握染色体银染方法。

二、实 验 原 理

银染核仁成形区的方法,最早是 Goodpasture 和 Bloom(1975)提出的 Ag-As 技术。应用这种技术使人类、哺乳动物、两栖类、植物等的核仁形成区(NOR)特异性染为黑色。这种银染色阳性的 NOR 称为 Ag-NOR。

银染方法的原理可能是由于转录的 rDNA 部分有丰富的酸性蛋白,它们具有 S—H 键和 S—S 键,容易将 Ag⁺ 还原为 Ag 的颗粒,从而在活性的核仁形成区镀上银,呈现为黑色的区域。本实验将介绍染色体核仁形成区的银染显示法(Ag-NOR),并了解 Ag-NOR 的多态现象。

三、实 验 用 品

1. 材料 两栖类或小白鼠骨髓细胞染色体制片不经染色留用的标本片。

2. 试剂 硝酸银、明胶、甲酸、擦镜纸。

3. 仪器设备 显微镜、冰箱、恒温水浴锅、温度计、大培养皿、烧杯、吸管、滴瓶、切片架、切片盒、镊子。

四、方法与步骤

1. 把大培养皿放入水浴中,升温至 65～70℃,同时用烧杯预热蒸馏水。

2. 将标本片平放在预热的培养皿垫枕上,用 50％硝酸银溶液与 2％明胶溶液以 2∶1 混匀后,立刻滴加到染色体制片上,复以盖玻片(或擦镜纸)。

3. 待反应液由无色透明变黄,最后变成棕褐色后(约 2～4min),立即取出载玻片,用预热的蒸馏水彻底冲洗,晾干后镜检。染色适度的片子,染色体为金黄色,NORS 为黑色。

五、注 意 事 项

1. 用于 Ag-NOR 染色的染色体标本,最好是新鲜制备的,以一周以内的制片为好,同时片内要求有众多的分裂相。

2. 银染用的两种反应液最好新配,一时用不完可装棕色瓶中,冰箱 4℃保存,但不得超过 10 天。

3. 配制和使用硝酸银溶液时要格外小心,不要滴洒在地上、桌上及手上等处,氧化为黑色的污点极难除去。

4. 在明胶中添加甲酸可促进反应过程(2g 明胶＋99ml 蒸馏水＋1ml 甲酸)。

六、实 验 报 告

绘图中期分裂相的图,标明核仁组成区的位置。

七、思 考 题

核仁组成区与核仁形成,核糖体的产生有什么关系?

小 结

细胞核是真核细胞内最大、最重要的细胞器,其主要成分是核酸和蛋白质。细胞核载有全部基因组,既是遗传信息储存的场所,也是细胞内基因复制、RNA 转录的中心,对细胞代谢、生长、分化、繁殖、衰老、死亡等生命活动起重要的调控作用。

间期细胞核由核膜、染色质、核仁、核基质四部分组成。核膜由内外两层单位膜构成,内外膜之间是核周间隙,紧贴内膜是核纤层。核膜上有许多核孔,核孔是核内外物质运输的重要通道,由孔环颗粒、周边颗粒、中央颗粒及核孔基质组成。

核仁由纤维中心、致密纤维组分、颗粒组分、核仁基质四部分组成。核仁的功能主要是核糖体大小亚基的组装。

知识扩展

病理条件下的细胞核

病理情况下,细胞坏死的主要标志是细胞核的变化,一般按以下三个顺序先后发生:先是核浓缩,由于细胞核脱水,核染色质浓缩,体积缩小、染色加深。其次是核破裂,由于核膜破裂,染色质裂解成小碎片散布于细胞质中。最后核溶解,染色质中的 DNA 由于脱氧核糖核酸酶的作用而分解,失去对碱性染料的亲和力,以致核染色变浅,只能见到核的轮廓。最后染色质中残留的蛋白质进一步被蛋白酶溶解,核的轮廓完全消失。如果损伤因子作用强烈,也可一开始就发生核的碎裂,甚至溶解。

肿瘤细胞通常具有高的核质比,与正常细胞相比,核结构呈异型性,表现为核外形不规则,核表面突出或内向凹陷,核分叶,核出牙,核呈桑葚状或弯月形等。染色质多聚集在近核膜处,并呈粗颗粒状,大小不等,分布不均匀。肿瘤细胞代谢活跃、生长旺盛,核仁呈高 rRNA 转录活性,表现为体积增大,数目增多。同时,构成染色质的组蛋白磷酸化程度增加,使分子中赖氨酸所带电荷转变,降低与 DNA 的结合,促进转录。此外,由于物质转运频繁,核孔数目显著增加。

英文词汇

细胞核	nucleus	核仁	nucleolus
核膜	nuclear membrane	核基质	nuclear matrix
核孔复合体	nuclear pore complex	核骨架	nuclear skeleton
核纤层	nuclear lamina		

复习题

1. 试述核被膜的亚微结构。
2. 核孔复合体由哪几部分组成?其主要功能是什么?
3. 简述核仁的亚微结构与功能。

（王 兰）

第七章　细胞增殖及其调控

学习目标

1. 掌握早熟染色体凝集产生的原因。
2. 熟悉细胞增殖的检测方法和细胞同步化的方法。
3. 了解细胞周期研究历史和 MPF 因子的本质和功能。

理论基础

细胞增殖(cell proliferation)是细胞生命活动的重要特征之一,是机体生长与物种繁衍的基础。一个人从受精卵发育为初生婴儿,细胞数目由一个细胞增至 10^{14} 个细胞,成人有 10^{16} 个细胞。成年个体组织细胞仍然增殖,以弥补机体衰老和死亡的细胞,以维持细胞数量的平衡和机体的正常功能。

人们发现细胞通过分裂的方式而增殖已经有 100 多年的历史,但是直到最近 20 年才确认了调控细胞周期的分子机制,期间经历了发现细胞分裂、发现细胞周期和发现细胞周期的关键调控因子 3 个时期。这一机制的阐明,为人类治疗多种疾病开拓出更广阔的空间。

一、细胞周期研究历史

(一)细胞分裂的发现

19 世纪的细胞学说认为新细胞来源于细胞分裂,随后的发现证实这个论断。1875 年 Hertwing 发现细胞受精卵中两亲本核的合并。1880 年 Strusburger 在植物中发现细胞核在细胞分裂中的行为。1880~1882 年 Flemming 在蝾螈体细胞中观察到细胞分裂,称之有丝分裂,而 Strusburger 进一步观察,把细胞分裂分为前、中、后、末 4 个时期。1883 年 Van. Beneden 在动物中、1886 年 Strusburger 在植物中发现了减数分裂。在对细胞分裂的大量观察中,由于技术限制,只注意到细胞生长过程中有两个时期:分裂期(dividing phase)和静止期(resting phase)。当时研究的重点在分裂期,而静止期被看成是细胞处于休止状态的时期。

(二)细胞周期的发现

1951 年,Howard 和 Pelc 以蚕豆根端生长点为试验材料,第一次用 ^{32}P 的磷酸盐标记了根端细胞的 DNA,通过放射自显影的研究发现 ^{32}P 不是在细胞分裂期,而是在静止期的一段时期掺入,说明人们过去认为细胞静止期实际上是 DNA 合成的旺盛时期。因此,通过试验提出完整的细胞周期概念。DNA 合成前期(pre-synthetic phase),即有丝分裂期和 DNA 合成期之间的间隙期,称之为 G_1 期(gap1 phase),蚕豆根端细胞此时期经历时间为 12h。DNA 合成期(DNA synthetic phase),即 DNA 复制期,称之为 S 期,此时期经历 6h。DNA 合成后期(DNA past synthetic phase),也称 G_2 期(gap2 phase),约需 8 小时。有丝分裂期

(mitotic phase)，称为 M 期，总共所需时间为 4h。此后，Quasiler 和 Sherman 于 1959 年用 ³H-TdR 标记法陆续测定了多种细胞的细胞周期时间，进一步证明了细胞周期的普遍性。

（三）生命复制之谜的揭开——细胞周期调控机制的发现

随着细胞周期的发现和研究，三个问题必须阐明：一是细胞如何复制其内含物，二是如何分配复制好的内含物并分裂为二，三是如何协调好上述两个过程必需的所有有丝分裂器，以保证诸如只有复制完成后才能进行细胞分裂。由于周期调控研究的重要性，很快发展成为一个细胞生物学家、发育生物学家、分子生物学家、生物化学家和遗传学家共同感兴趣的热门领域。

1. 有丝分裂因子和成熟促进因子的发现——细胞周期调控研究的里程碑　Rao 和 Johnson 于 1970～1974 年间将 HeLa 细胞同步于不同阶段，然后与 M 期细胞混合，在灭活仙台病毒介导下，诱导细胞融合，发现与 M 期细胞融合的间期细胞产生了形态各异的凝集染色体（图 7-1），这种现象叫做早熟染色体凝集（prematurely condensed chromosome，PCC）。不仅同类 M 期细胞可以诱导 PCC，不同类的 M 期细胞也可以诱导 PCC 产生，如人和蟾蜍的细胞融合时同样有这种效果，这就意味着 M 期细胞具有某种促进间期细胞进行分裂的因子。

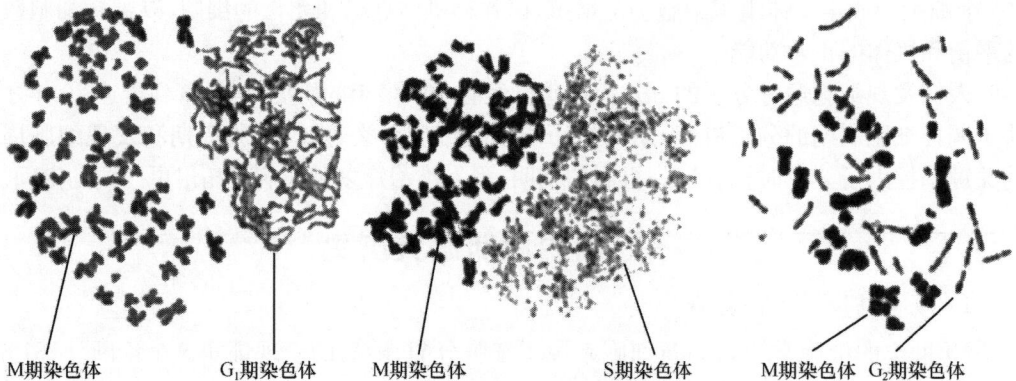

| M期染色体 | G₁期染色体 | M期染色体 | S期染色体 | M期染色体 | G₂期染色体 |

图 7-1　不同时期细胞染色体提前凝聚

1971 年 Masui 和 Markert 用两栖类的卵做试验材料证明，垂体激素和孕酮是通过作用于卵母细胞的表面，使卵质中诱生出导致减数分裂的因子。成熟蛙卵的提取物能促进未成熟卵的胚胞破裂，后来将不同时期 HeLa 细胞的提取液注射到蛙卵母细胞中，发现 G_1 和 S 期的抽取物不能诱导 GVBD，而 G_2 和 M 期的则具有促进胚胞破裂的功能，从而提出了成熟卵母细胞中存在一种促进成熟因子（maturation promoting factor，MPF），科学家相继在海星卵母细胞、人 HeLa 细胞、酵母和小鼠卵母细胞中都鉴定出了 MPF。

2. cdc gene 的发现——酵母细胞周期突变株的贡献　在上述细胞生物学家取得进展的同时，遗传学家从遗传学的角度研究细胞周期的遗传调节、基因调控。Leland Hartwells 就把研究裂殖酵母（S. pombe）和芽殖酵母（S. cervisiae）引入到细胞分裂周期调控的研究中去。他们筛选出各种温度感受性突变细胞株，在 23℃下正常进行细胞分裂而在 36℃下则停止分裂，从中发现酵母存在 32 个基因，控制细胞周期的不同阶段，将它们称之为细胞周期基因（cell division cycle gene，CDC）。Hartwell 还通过研究酵母菌细胞对放射线的感受性，提出了 checkpoint（细胞周期检验点）的概念，意指当 DNA 受到损伤时，细胞周期会停下来

（图 7-2）。

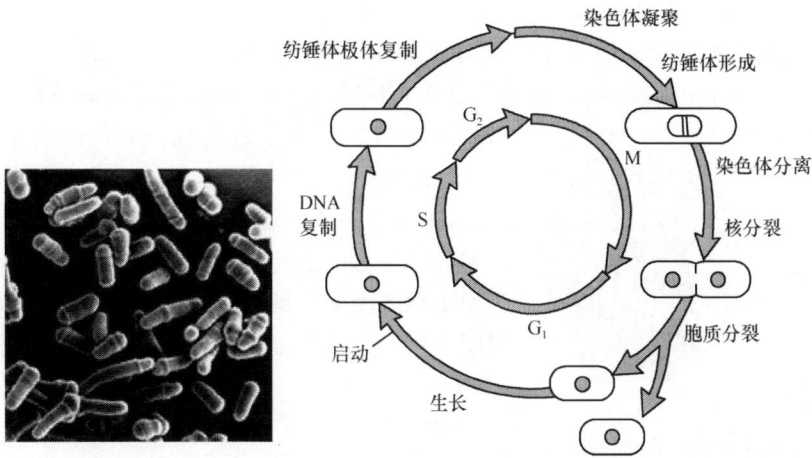

图 7-2 裂殖酵母细胞周期

1970s Paul Nurse 等人以裂殖酵母为实验材料,同样发现了许多细胞周期调控基因,如:裂殖酵母的 cdc2、cdc25 的突变型在限制的温度下无法分裂;wee1 突变型则提早分裂,而 cdc25 和 wee1 都发生突变的个体却会正常地分裂(图 7-3)。进一步的研究发现 cdc2 和 cdc28 都编码一个 34kD 的蛋白激酶,促进细胞周期的进行。而 wee1 和 cdc25 分别表现为抑制和促进 cdc2

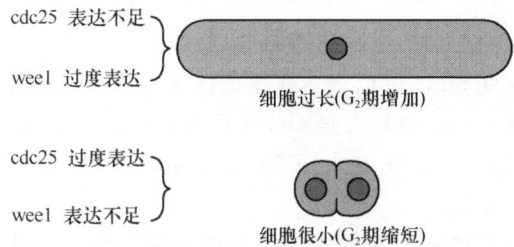

图 7-3 cdc25 表达不足,细胞长得过长而不分裂; wee1 表达不足,细胞很小就开始分裂

的活性。这也解释了为何 cdc25 和 wee1 双重突变的个体可以恢复野生型的表型。

3. 细胞周期蛋白的发现——海胆卵母细胞的贡献 1983 年 Timothy Hunt 首次发现海胆卵受精后,在其卵裂过程中两种蛋白质的含量随细胞周期剧烈振荡,在每一轮间期开始合成,G_2/M 时达到高峰,M 结束后突然消失,下轮间期又重新合成,故命名为周期蛋白(cyclin)。Hunt 回顾细胞周期素发现前后时说:"细胞周期素是一件幸运的发现。1982 年 7 月 22 日,那是一个非常宁静的日子,我纯属出于好奇,做了一个简单的试验。我将^{35}S 标记的蛋氨酸加到受精的和单性发育激活了的海胆卵子,并在一定的时间间隔取样,置于 SDS-PAGE 胶上电泳,以比较受精卵和单性发育激活卵中蛋白合成的类型和速率。结果发现,当绝大多数蛋白带随着发育越来越强时,一个早期表现很强的蛋白带在 1h 后消失了。这一结果是完全没有料到的,具有很强的诱惑力。反复的进一步试验表明,这一蛋白还可再出现和消失,其出现和消失呈现出周期性,因而被命名为细胞周期蛋白。"

随着海胆卵母细胞中周期蛋白的发现,先后在青蛙、海星、酵母、果蝇以及爪蟾中都发现和证实了周期蛋白的存在,并分离克隆出了细胞周期蛋白 A 和 B 的基因。对细胞周期素生物学意义的认识更多的还是在成熟促进因子(MPF)被纯化及其成分被鉴定之后才开始的。

4. 成熟促进因子 MPF 的提纯及其成分的鉴定——细胞周期调控研究的飞跃 自 MPF 发现后,一批学者都想提纯它,但由于它在细胞周期中极不稳定,检测也较繁琐,给纯化和定量工作带来困难,所以成效甚微。几乎与此同时,除关于细胞周期素的研究正开始

显露出细胞周期素与 MPF 的关联外,酵母遗传学家的工作也从另一侧面敲开了细胞周期调控的大门。鉴定分离出 cdc28 和 cdc2 基因都编码一种约 34kD 的丝氨酸/苏氨酸蛋白激酶,因而被通称为 P34^{cdc2}。但至此时,学者们还未追溯到 cdc2 gene 和 MPF 之间的联系。

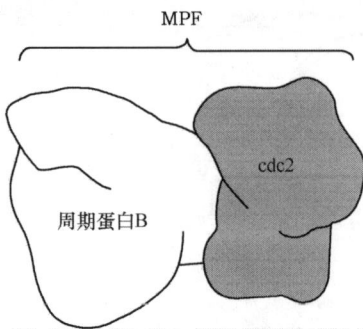

图 7-4　MPF＝cdc2＋cyclin B

1988 年 Manfred Lohka 和 James Meller 才提纯了 MPF(mg 级),接着鉴定发现,MPF 由两个蛋白组成,一个是酵母 P34 的同源物,另一个是细胞周期蛋白 B。至此,来自于不同领域和不同研究系统的科学家才豁然开朗,汇于一处,由此明白了 MPF 这个近 20 年来令人广为困惑的因子就是 cdc2 gene 的表达产物 P34 和细胞周期蛋白 B 形成的复合体,是细胞周期调控的关键因子(图 7-4)。

2001 年 10 月 8 日美国人 Leland Hartwell、英国人 Paul Nurse、Timothy Hunt 因对细胞周期调控机理的研究而荣获诺贝尔生理医学奖。

5. 细胞周期调控研究的新进展——周期检测点和负调控因子的发现　1992 年前后,人们总结细胞周期的运行,发现有三个不同的控制点:一是 Hartwell 发现的芽生酵母中的 G 期 start 位点——高等真核生物中 G_1 期的 R 点(restriction point),二是 S 期启动点(S phase onset),三是 G_2-M 转换处(G_2-M transition)。相应于此,分为 3 类 cyclin:G_1 cyclin(如 cyclin D,cyclinE 等)、cyclinA、cyclinB。分别在细胞周期启动、DNA 复制、细胞分裂发挥作用。

1994 年至 1995 年,发现细胞周期运行中不仅受着 CDK-cyclin 的调节,它也受着各种抑制因子的调节。在哺乳动物中,四个抑制因子 P21 和 P27,最先抑制 cdk2,cdk4-cyclin;P16 和 P15,分别抑制 cdk4,cdk1-cyclin 复合物。人们称上述抑制因子为细胞周期素依赖性蛋白激酶抑制物(cyclin-dependent kinase inhibitor,CKI),并发现了这些抑制因子与细胞癌变的联系。

二、细胞增殖和细胞周期研究技术

(一)细胞增殖能力研究方法

目前主要有两种用于检测细胞增殖能力的方法。一种是直接的方法,通过直接测定进行分裂的细胞数来评价细胞的增殖能力。另一种是间接的方法,即细胞活力(cell viability)检测方法,通过检测样品中健康细胞的数目来评价细胞的增殖能力。

1. BrdU 和 EdU 检测法　BrdU 中文全名 5-溴脱氧尿嘧啶核苷,为胸腺嘧啶的衍生物,BrdU 可代替胸腺嘧啶核苷插入复制的 DNA 双链中,而且这种置换可以稳定存在,并带到子代细胞中。细胞经过固定和变性处理后,可用免疫学方法检测 DNA 中 BrdU 的含量(如采用鼠抗 BrdU 单克隆抗体特异识别 BrdU,再采用辣根过氧化酶标记的山羊抗鼠 IgG 二抗标记,最后用比色法或荧光的方法进行定量测定),从而判断细胞的增殖能力。BrdU 法的一个缺点是需要固定和变性等破坏 DNA 的处理,不能在测定细胞增殖能力的同时检测细胞的总 DNA 含量。

与 BrdU 检测方法相比,EdU 检测方法更快速、更灵敏、更准确。EdU 检测染料只有 BrdU 抗体大小的 1/500(图 7-5),在细胞内很容易扩散,无需 DNA 变性(酸解、热解、酶解等)即可有效检测,可有效避免样品损伤,在细胞和组织水平能更准确地反映细胞增殖等现象,具有更高的灵敏度和更快的检测速度。

2. 细胞活力的检测

（1）MTT 法:MTT 比色分析法是由 Mosmann 在 1983 年首创,其原理是活细胞内的线粒体中的琥珀酸脱氢酶可以将淡黄色的 MTT[化学名为 3-(4,5-二甲基噻唑-2)-2,5-二苯基四氮唑溴盐],还原成蓝紫色结晶甲瓒,并沉积在细胞中,而死细胞无此功能。二甲基亚砜(DMSO)能溶解细胞中的甲瓒,溶液颜色的深浅与所含的甲瓒量成正比。用酶标仪测定其 OD 值,可间接反

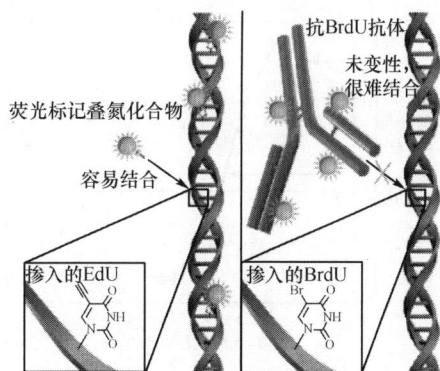

图 7-5　BrdU 和 EdU 技术原理

映活细胞数量,在一定细胞数范围内,MTT 结晶形成的量与细胞数成正比。该方法已广泛用于一些生物活性因子的活性检测、大规模的抗肿瘤药物筛选、细胞毒性试验以及肿瘤放射敏感性测定等。它的特点是灵敏度高、经济。缺点是由于 MTT 经还原所产生的甲瓒产物不溶于水,需被溶解后才能检测。这不仅使工作量增加,也会对实验结果的准确性产生影响,而且溶解甲瓒的有机溶剂对实验者也有损害。

（2）CCK-8 法:CCK-8 是新合成的四唑氮衍生物,与 MTT 属于同类物质,能被活细胞中线粒体内的脱氢酶降解而产生棕黄色水溶性的甲瓒,能直接通过光谱吸收测定 OD 值,进而推测细胞的增殖情况。与 MTT 法比较,这些方法主要优点是反应产物为水溶性,不需要使用裂解液溶解沉淀,也不需要吸取上清,对贴壁和悬浮生长的细胞均适用,检测时间缩短和处理步骤减少,也大大提高了实验的敏感性。缺点就是成本较高,CCK-8 试剂的颜色为淡红色,与含酚红的培养基颜色接近,不注意的话容易产生漏加或多加。

（3）Alamar Blue 法:Alamar Blue 是一种安全、稳定、易溶于水,且对细胞无毒的新型染料,可通过荧光产生或颜色变化指示细胞的代谢。活细胞线粒体酶能够将蓝色的氧化形式 Alamar Blue 变成红色的还原形式,同时发生可量化的荧光变化,无活性的细胞不能还原 Alamar Blue。荧光的强度或红色的强度反映了细胞增殖的程度,其颜色变化可用酶标仪测定;荧光变化可用荧光测定仪检测,在细胞浓度比较低的情况下,Alamar Blue 法比 MTT 法具有更高的灵敏性。Alamar Blue 法操作简便,特异性和灵敏度更高,重复性好,且 Alamar Blue 的使用不影响细胞正常代谢及基因表达,可在无菌条件下测定后继续培养扩增细胞,有利于对培养细胞的连续监测及深入研究。但由于 Alamar Blue 的分解产物是偏红色的,所以只能用无酚红培养基,对培养的时间要求也相对 MTT 来说要苛刻,还有一点就是 Alamar blue 的花费也较高。

（二）细胞周期长短测定

1. 胸腺嘧啶核苷(^{3}H-TdR)渗入　TdR 是 DNA 合成的原料之一,^{3}H-TdR 作为原料加入到培养基后,将掺入到新合成的 DNA 中,然后利用放射自显影技术显示标记细胞,通过统计标记有丝分裂细胞百分数的办法来测定细胞周期的长短,其优点是,不仅可以测定细胞周期总时间,而且可以同时测出各时相所持续的时间,其结果分析直接。

首先,用^{3}H-TdR 短期培养细胞,数分钟至半小时后,将^{3}H-TdR 洗脱,置换新鲜培养液并继续培养。随后每个一定时间定期取样,做放射自显影观察分析,从而确定细胞周期各个时相的长

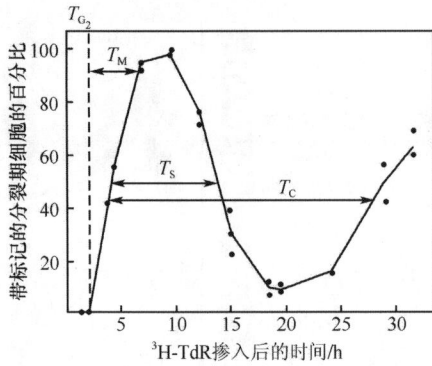

图 7-6 ^{3}H-TdR 渗入法测定细胞周期时间
(引自翟中和,2007)

短(图 7-6)。

测定原理:

(1) 待测细胞经 ^{3}H-TdR 标记后,所有 S 期细胞均被标记。

(2) 置换新鲜培养液后培养一定时间,被标记的 S 期细胞经 G_2 期陆续进入 M 期,所以一段时间内 PLM=0。(标记的有丝分裂细胞所占的比例)

(3) 开始出现标记 M 期细胞时,表示处于 S 期最后阶段的细胞,已渡过 G_2 期,所以从 PLM=0 到出现 PLM 的时间间隔为 T_{G_2}。

(4) S 期细胞逐渐进入 M 期,PLM 上升,到达到最高点的时候说明来自处于 S 最后阶段的细胞,已完成 M 期,进入 G_1 期。所以从开始出现 M 到 PLM 达到最高点($\approx 100\%$)的时间间隔就是 T_M。

(5) 从 PLM 占总数的 50% 开始,经历最大值,再下降到 50%,所经历的时间等于 T_S。

(6) 从 PLM 出现到下一次 PLM 出现的时间间隔就等于 T_C,根据 $T_C = T_{G_1} + T_S + T_{G_2} + T_M$ 即可求出的 T_{G_1} 长度。

事实上由于一个细胞群体中 T_C 和各时相不尽相同,预期值和工作值往往会有一些出入。

2. 流式细胞仪

(1) DNA 的检测:G_1 期和 G_2/M 细胞含有固定的 DNA 含量,分别为 $2n$ 和 $4n$,S 期细胞的 DNA 含量介于两者之间。通过核酸染料标记 DNA,并由流式细胞仪进行分析,可以得到细胞各个时期的分布状态,通过监察细胞 DNA 含量在不同时间内的变换,也可确定细胞周期时间长短。

(2) 羟基荧光素二醋酸盐琥珀酰亚胺脂(CFSE)标记蛋白检测法:CFSE 是一种可穿透细胞膜的荧光染料,具有与细胞特异性结合的琥珀酰亚胺脂基团和具有非酶促水解作用的羟基荧光素二醋酸盐基团,使 CFSE 成为一种良好的细胞标记物。CFSE 进入细胞后可以不可逆地与细胞内的氨基结合偶联到细胞蛋白质上。当细胞分裂时,CFSE 标记荧光可平均分配至两个子代细胞中,因此其荧光强度是亲代细胞的一半。这样,在一个增殖的细胞群中,各连续代细胞的荧光强度呈对递减,利用流式细胞仪在 488nm 激发光和荧光检测通道可对其进行分析。

(三) 细胞周期同步化

细胞同步化(synchronization)是指在自然过程中发生或经人为处理造成的细胞周期同步化,前者称自然同步化,后者称为人工同步化。人工同步化的方法如下:

1. 选择同步化

(1) 有丝分裂选择法:使单层培养的细胞处于对数增殖期,此时分裂活跃,有丝分裂细胞变圆隆起,与培养皿的附着性低,此时轻轻振荡,M 期细胞脱离器壁,悬浮于培养液中,收集培养液,再加入新鲜培养液,依法继续收集,则可获得一定数量的中期细胞。其优点是,操作简单,同步化程度高,细胞不受药物伤害,缺点是获得的细胞数量较少(分裂细胞约占 1%~2%)。

(2) 细胞沉降分离法:不同时期的细胞体积不同,而细胞在给定离心场中沉降的速度与其半径的平方成正比,因此可用离心的方法分离。其优点是可用于任何悬浮培养的细胞,缺点是同步化程度较低。

2. 诱导同步化

(1) DNA 合成阻断法：选用 DNA 合成的抑制剂，可逆地抑制 DNA 合成，而不影响其他时期细胞的运转，最终可将细胞群阻断在 S 期或 G_1/S 交界处。5-氟脱氧尿嘧啶、羟基脲、阿糖胞苷、甲氨蝶呤、高浓度 ADR、GDR 和 TDR，均可抑制 DNA 合成使细胞同步化。

其中高浓度 TDR 对 S 期细胞的毒性较小，因此常用 TDR 双阻断法诱导细胞同步化(图 7-7)：在细胞处于对数生长期的培养基中加入过量 TDR(HeLa,2mol/L;CHO,7.5mol/L)，S 期细胞被抑制，其他细胞继续运转，最后停在 G_1/S 交界处。移去 TDR，洗涤细胞并加入新鲜培养液、细胞又开始分裂。当释放时间大于 T_S 时，所有细胞均脱离 S 期，再次加入过量 TDR，细胞继续运转至 G_1/S 交界处，被过量 TDR 抑制而停止。优点是同步化程度高，适用于任何培养体系。可将几乎所有的细胞同步化。缺点是产生非均衡生长，个别细胞体积增大。

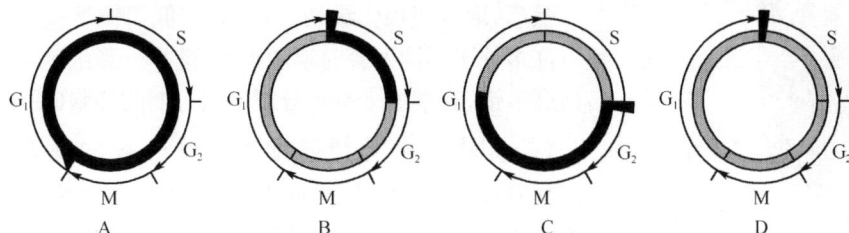

图 7-7　^{3}H-TdR 渗入法测定细胞周期时间(引自翟中和，2007)

A. 处于对数生长期的细胞；B. 第一次加入 TdR，所有处于 S 期的细胞被抑制，其他细胞运行到 G_1/S 交界处被抑制；C. 洗脱 TdR，解除抑制，被抑制的细胞沿细胞周期运行；D. 在解除抑制的细胞到达 G_1 期终点前，第二次加入 TdR 并继续培养，所有的细胞被抑制在 G_1/S 交界处

(2) 中期阻断法：利用破坏微管的药物将细胞阻断在中期，常用的药物有秋水仙碱和秋水仙酰胺，后者毒性较少。优点是无非均衡生长现象，缺点是可逆性较差。

实验观察

实验一　动、植物细胞有丝分裂的观察

一、实 验 原 理

有丝分裂是细胞分裂的方式之一，真核细胞通过有丝分裂来实现增殖。有丝分裂的显著特征是形成由纺锤体、中心体和染色体等结构组成的临时细胞器——有丝分裂器，它起到了平均分配染色体到两个子细胞中去的作用。

植物根尖是观察染色体的最好材料，植物根尖细胞分裂指数高，经固定染色，加以适当压片或切片，可以观察到大量处于有丝分裂过程中的染色体，根据形态学特征，可以人为地将有丝分裂过程分为前期、中期、后期和末期。

二、实 验 用 品

1. **材料**　玉葱根尖纵切片及马蛔虫子宫横切片。
2. **试剂**　香柏油、二甲苯。

3. 仪器设备 普通光学显微镜、擦镜纸等。

三、方法与步骤

（一）玉葱根尖细胞有丝分裂的观察

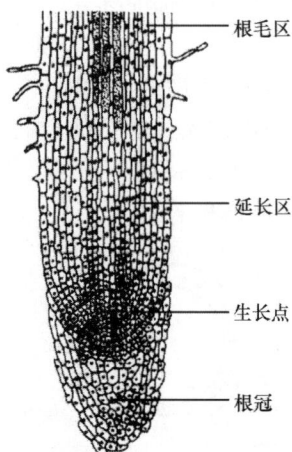

图 7-8 玉葱根尖纵切面
（示生长点）

首先可以观看模型，了解玉葱根尖的组成。最前端细胞排列不规则，呈帽状为根冠，紧接着的部位是生长点。细胞体积较小，排列紧密，近似正方形。该处是根的生长中心，细胞具有旺盛的分裂能力，紧临生长点的细胞逐渐伸长，细胞核相对较小，称延长区。表面的细胞有向外伸出的纤细的根毛，这个区域称根毛区（图 7-8）。

然后，取玉葱根尖纵切片标本，在低倍镜下找到生长点，这里有许多处于不同发育时期的细胞，选择分裂细胞较多的部位，转换高倍镜，观察处于有丝分裂不同时期的细胞（图 7-9）。

（二）马蛔虫受精卵细胞有丝分裂的观察

取马蛔虫子宫横切片标本，置低倍镜下观察，可见子宫腔内有许多圆形的、处于不同分裂时期的受精卵细胞。每一个受精卵外围有二层较厚的卵壳，它与受精卵细胞之间的腔隙称围卵腔。由于制片过程中固定、脱水等原因，使细胞质收缩，因此围卵腔较空旷。在有些受精卵细胞外表面和受精卵壳内表面可见极体附着。换用高倍镜，观察分裂各期细胞。注意以不同角度观察中期细胞的异同（图 7-10）。

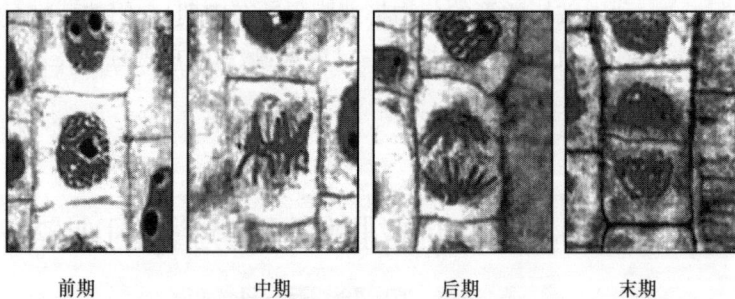

前期　　　中期　　　后期　　　末期

图 7-9 玉葱根尖有丝分裂各时期细胞

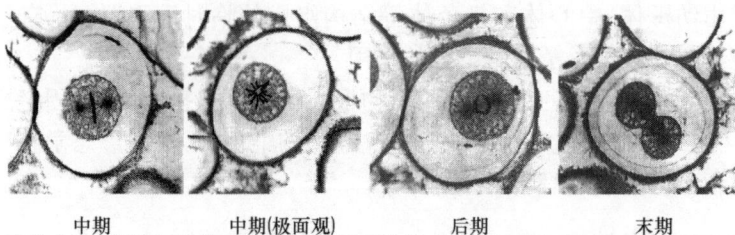

中期　　中期(极面观)　　后期　　末期

图 7-10 马蛔虫受精卵细胞（示有丝分裂各时期）

四、作　业

1. 绘玉葱根尖细胞有丝分裂图。
2. 比较动、植物细胞有丝分裂过程的异同。

实验二　MTT比色试验

一、实 验 原 理

MTT全称为 3-(4,5)-dimethylthiahiazo (-z-y1)-3,5-di- phenytetrazoliumromide,汉语化学名为 3-(4,5-二甲基噻唑-2)-2,5-二苯基四氮唑溴盐,商品名:噻唑蓝,是一种黄颜色的染料。

MTT比色法,是一种检测细胞存活和生长的方法。其检测原理为活细胞线粒体中的琥珀酸脱氢酶能使外源性MTT还原为水不溶性的蓝紫色结晶甲臜(Formazan)并沉积在细胞中,而死细胞无此功能。二甲基亚砜(DMSO)能溶解细胞中的甲臜,用酶联免疫检测仪在490nm波长处测定其光吸收值,可间接反映活细胞数量。在一定细胞数范围内,MTT结晶形成的量与细胞数成正比。

二、实 验 用 品

1. **材料**　培养中的细胞。
2. **试剂**　二甲基亚砜(DMSO,分析纯)、胰蛋白酶、10％胎牛血清的RPMI1640培养液、MTT溶液(称取250mgMTT,放入小烧杯中,加50ml培养液或平衡盐溶液在电磁力搅拌机上搅拌30min,用 0.22μm 的微孔滤器除菌,分装,4℃保存备用,两周内有效。)
3. **仪器设备**　微量加样器、CO_2培养箱、超净工作台、电磁力搅拌器、酶联免疫检测仪、96孔板。

三、方 法 与 步 骤

1. **接种细胞**　用0.25％胰蛋白酶消化单层培养细胞,用含10％胎牛血清的RPMI1640培养液配成单个细胞悬液,以每孔 $10^3 \sim 10^4$ 个细胞接种于96孔培养板中,每孔体积200μl。
2. **培养细胞**　将培养板移入CO_2孵箱中,在37℃、5％ CO_2及饱和湿度条件下培养。(培养时间取决于实验目的和要求)
3. **呈色**　每孔加入MTT溶液(5mg/ml)20μl,37℃孵箱中继续孵育4h,终止培养,小心吸弃孔内培养上清液。对于悬浮生长的细胞,需离心(1000r/min,5min),然后弃去孔内培养液。每孔加入150μl DMSO,振荡10min,使结晶物充分溶解。
4. **比色**　选择490nm波长,在酶联免疫检测仪上测定各孔光吸收值,记录结果。以时间为横轴,光吸收值(A)为终轴绘制细胞生长曲线。

四、注 意 事 项

1. **选择适当的细胞接种浓度**　在进行MTT试验前,对每一种细胞都应测其贴壁率、倍增时间以及不同接种细胞数条件下的生长曲线,然后确定试验中每孔的接种细胞数和培养时间。

2. 避免血清干扰 一般选小于10%胎牛血清的培养液进行试验。在呈色后,尽量吸尽培养孔内的残余培养液。

3. 设空白对照 与试验平行设不加细胞只加培养液的空白对照孔。最后比色时,以空白孔调零。

小 结

真核细胞的细胞周期一般可分为四个时期,即 G_1、S、G_2 和 M 期。细胞周期的运转受到各种因素的紧密调控,MPF 是发现的第一个细胞周期调控因子,其本质是 cdc2 基因的表达产物 P34 和细胞周期素 B 形成的复合体,目前已发现多个组成类似的调控因子,称为 CDK 激酶,在细胞周期的不同限制点发挥作用。BrdU 和 EdU 检测法、MTT 比色法等可检测细胞增殖能力;3H-TdR 渗入放射自显影法和流式细胞仪可测定细胞周期时间的长短。细胞周期的同步化可通过选择同步化或诱导同步化两种方式获得。

知识扩展

染色体整列机制的研究

染色体排列到赤道面称为整列,是有丝分裂过程中的重要事件之一,是启动染色体分离并向两个子细胞中平均分配的先决条件。染色体是如何整列呢? 这一问题长期以来一直困扰着有关生物学家。直到最近,这一研究领域才终于取得了突破性进展。近期的研究发现,至少有数种蛋白质与染色体整列直接相关,其中首要的两组蛋白质称为 Mad 蛋白和 Bub 蛋白。Mad 和 Bub 可以使动粒敏化,促使微管与动粒接触。免疫荧光染色发现,Mad2 和 Bub1 位于前期和前中期染色体的动粒上。如果染色体被纺锤体微管捕获,Mad2 和 Bub1 很快会从动粒上消失。一侧的动粒被微管捕捉,一侧的 Mad2 和 Bub1 消失;两侧的动粒被微管捕捉,两侧的 Mad2 和 Bub1 消失。如果染色体不被微管捕捉,则 Mad2 和 Bub1 不从动粒上消失。因而认为 Mad2 和 Bub1 与染色体和纺锤体整合有关。进一步研究发现,由于某些染色体不能被微管及时捕捉而滞后,Mad2 和 Bub1 不能从这些染色体的动粒上消失,后期则不能启动,染色单体不能彼此分离。只有等到这些染色体也被微管捕捉并排列到赤道面上,Mad2 和 Bub1 从动粒上消失,后期才能开始启动,从而认为 Mad2 和 Bub1 与动粒的结合为有丝分裂中期向后期转换提供了一种"等待"信号。

英文词汇

细胞增殖	cell proliferation	G_1 期	gap1 phase
S 期	DNA synthetic phase	G_2 期	gap2 phase
M 期	mitotic phase	早熟染色体凝集	prematurely condensed chromosome,PCC
成熟促进因子	maturation promoting factor,MPF	细胞周期基因	cell division cycle gene,CDC
周期蛋白	cyclin	R 点	restriction point
细胞活力	cell viability	细胞同步化	synchronization

复习题

1. PCC 现象说明了什么问题？MPF 的本质是什么？
2. 细胞周期时间长短测定有哪些方法？
3. 细胞周期同步化的目的是什么？其方法有哪些？

（潘克俭）

第二篇　医学遗传学研究方法和实验

第八章　减数分裂和配子发生

学习目标

1. 掌握减数分裂的生物学意义,减数分裂与有丝分裂的异同。
2. 熟悉减数分裂Ⅰ染色体交叉、互换的过程和机制。配子发生的过程。
3. 了解动物生殖细胞减数分裂的形态变化过程。

理论基础

一、减　数　分　裂

有性生殖生物通过减数分裂(meiosis)产生生殖细胞,减数分裂完成后,生殖细胞(配子)染色体数目减少一半,即由 $2n$ 变为 n。受精后,又由 n 恢复为 $2n$。这样每一有性世代受精一次,并进行一次减数分裂,使染色体数目保持稳定。同时在减数分裂过程中,非同源染色体重新组合,同时同源染色体间还会发生部分交换,结果使生殖细胞的遗传基础多样化,从而使后代变异范围扩大,对外界环境条件的变化适应能力也增大。

减数分裂是由两次分裂组成的,分别称为第一次减数分裂或减数分裂Ⅰ(meiosis Ⅰ)和第二次减数分裂或减数分裂Ⅱ(meiosis Ⅱ)。每次分裂同样包括前期、中期、后期、末期。在这两次分裂之间有一个短暂的间期,但不进行 DNA 合成,从而不发生染色体复制。由于细胞和核分裂两次,而染色体只复制一次,所以染色体数目减少一半,变成单倍体。细胞进入减数分裂前只合成全部染色体 DNA 的 99.7%,而其余的 0.3% 是在偶线期合成的(图 8-1)。

(一)第一次减数分裂

1. 前期Ⅰ 第一次减数分裂的前期比较复杂,减数分裂的许多重要事件都发生在这一时期,它又可分为 5 个不同时期。

(1)细线期(leptotene stage):间期中处于解旋状态的染色质开始凝集,螺旋成为线状细长的染色体,在细线的局部,可见念珠状小圆粒,称为染色粒(chromomeres)。细线期染色体虽已复制,但染色体仍呈单条细线,辨认不出两条染色单体。

(2)偶线期(zygotene):亦称合线期,此期一条来自父方,一条来自母方,形态大小相同的同源染色体(homologous chromosome)开始两两配对,称为联会(synapsis)(图 8-2)。联会只在同源染色体之间进行,配对一般是从靠近核膜的一端开始,或者从染色体纵长的各个不同部位开始,最后扩展到染色体的全长。配对是靠两条同源染色体间沿长轴形成的联会复合体(synaptonemal complex)实现的。由于联会的结果,细胞染色体就由 $2n$ 单价体(univalente)变成了 n 条二价体(bivalents)。

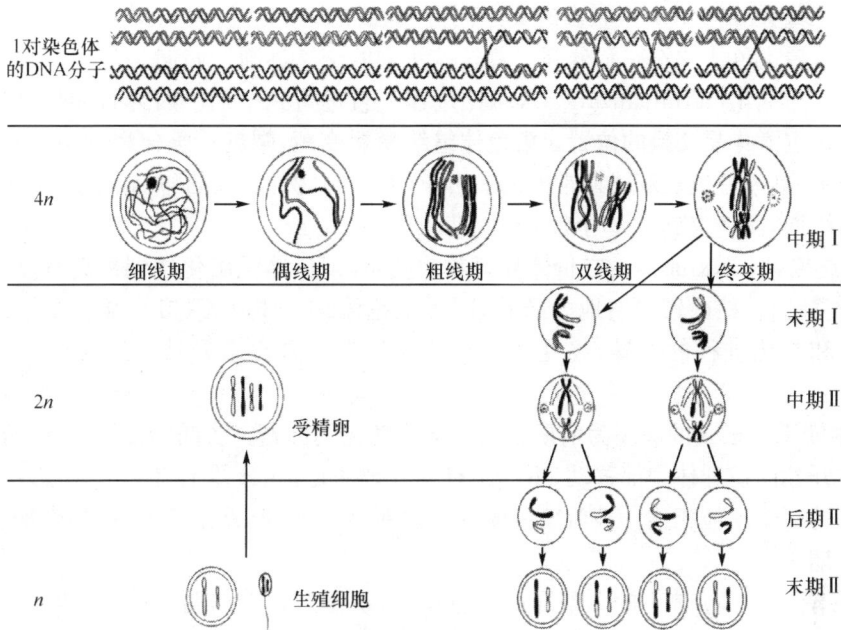

图 8-1　减数分裂各期(引自杨抚华,2007)

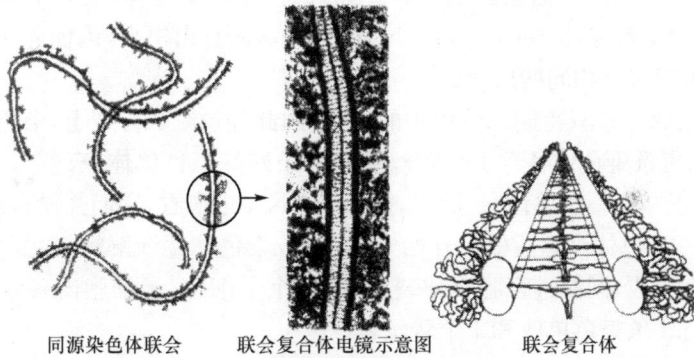

图 8-2　联会和联会复合体

（3）粗线期(pachytene)：染色体继续缩短变粗，同源染色体配对完毕。由于每条染色体是由 2 条姐妹染色单体组成，所以此时的二价体是由 4 条染色单体组成，又称为四分体(tetrad)。在这个时期可见同源染色体中非姐妹染色单体间多处发生交叉(chiasma)，交叉标志着非姐妹染色单体之间彼此发生了遗传物质的交换。结果，在同源染色体之间发生了DNA 片段的交换，产生了新的等位基因的重新组合(图 8-3)。

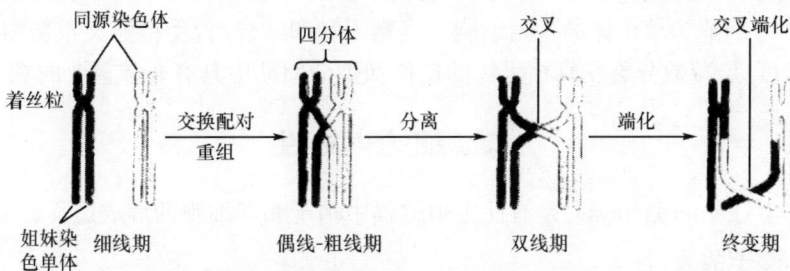

图 8-3　交叉和互换(引自王金发,2005)

（4）双线期（diplotene）：联会的 2 条同源染色体开始分离，但在交叉点上还连在一起，所以 2 条同源染色体并不完全分开。着丝粒两侧的交叉逐渐开始向染色体末端移动，这种移动现象称为端化（terminalization），端化过程一直进行到中期。因为有端化过程，交叉的位置并不一定意味是交换的位置。染色体继续变粗变短，螺旋折叠化程度不断加深。人和许多动物中，减数分裂在双线期常停留非常长的时间。例如，人的卵母细胞在 5 个月胎儿中已达到双线期，而一直到排卵时都停在此期。

（5）终变期（diakinesis）：二价体显著收缩变粗，染色体螺旋化达到最高程度，并向核的四周边缘移动，在核内较均匀地分散开，同源染色体进一步互相排斥，端化继续进行，由于交叉数目和端化进程的差异，终变期二价体的形态表现出多样性。这时核仁、核膜开始解体。

2. 中期Ⅰ 核膜的破裂为前期Ⅰ向中期Ⅰ转化的标志。纺锤体侵入核区，分散于核中的四分体开始向纺锤体中部移动，不同于有丝分裂的是，四分体上有 4 个动粒，一侧纺锤体只和同侧的 2 个动粒相连。最后染色体排列在赤道面上，形成赤道板，称为中期Ⅰ，此前可称为前中期Ⅰ。

3. 后期Ⅰ 二价体中的 2 条同源染色体，由纺锤体拉着向两极移动，即同源染色体的分离，不同的同源染色体对分向两极时相互间是独立的，因而父方、母方来源的染色体随机组合，有利于减数分裂产物的基因组变异。如人有 23 对染色体，父母双方有 2^{23} 的组合方式，同时伴有异源染色体（heterologous chromosome）的自由组合，因而除了同卵双生之外，几乎不可能得到遗传上相同的后代。

4. 后期Ⅰ 每一极只得到二价体中的一半，因此经过减数分裂Ⅰ，染色体由 $2n$ 数目减为 n。但这时的每条染色体各含 1 个着丝粒及 2 条姊妹染色单体（有丝分裂后期的每条染色体，都只相当于一条染色单体）。所以，如果从 DNA 量来看，它们并没有减半。

5. 末期Ⅰ 染色体到达两极后开始末期过程，染色体逐渐解螺旋化，变成细丝状。核膜和核仁又重新形成，同时进行胞质分裂，形成 2 个子细胞，子细胞内各含 n 条染色体，每一条染色体含有 2 条染色单体和 1 个着丝粒。

（二）第二次减数分裂

减数分裂Ⅱ的过程与普通有丝分裂基本相同。前期Ⅱ时间较短，有纺锤体形成。中期Ⅱ染色体排列于赤道面上形成赤道板。然后便发生着丝粒断裂，姊妹染色单体彼此分离，分别向纺锤体的两极移动即进入了后期Ⅱ。末期Ⅱ时，两极各有 n 条染色体，并且每条染色体只是 1 条染色单体构成。染色体解螺旋化，核膜形成，出现核仁，经过胞质分裂，遂完成减数分裂过程。

经过上述的两次减数分裂，由 1 个母细胞分裂成 4 个子细胞。子细胞的染色体数目只有母细胞的 1/2，成为单倍体的生殖细胞。当精子和卵结合后，受精卵又重新组合成二倍体细胞。由此可见，减数分裂在真核生物的遗传和生命周期中具有非常重要的意义。

二、配 子 发 生

配子发生（gametogenesis）是有性生殖过程中精子和卵细胞的形成过程。

（一）精子的发生

精子的发生依赖于一个干细胞群体——精原细胞（spermatogonium），它具有自我更新和分化为精子的能力。哺乳动物及人类的精子是在睾丸的曲细精管中形成的,精原细胞位于曲细精管复层上皮的基底部,在胚胎发育过程中由原始生殖细胞迁移而来。与精原细胞比邻的塞尔托利细胞(Sertolicell)是曲细精管上皮中的支持细胞,它为精原细胞的分化和发育提供必需的微环境。由精原细胞到精子的形成过程可分为四个阶段,即精原细胞的增殖期、生长期、成熟期和变形期。

1. 增殖期 这一时期是精原细胞进行多次有丝分裂形成很多精原细胞的过程。精原细胞分 A 型和 B 型两类。A 型是精原细胞的干细胞,称为精原干细胞,其有丝分裂不对称,即分裂后一个保留精原干细胞特性,仍然为 A 型精原细胞;另一个则分化为 B 型精原细胞。

2. 生长期 B 型精原细胞经过多次有丝分裂后,体积增大,染色体复制,化为初级精母细胞(primary spermatocyte)。初级精母细胞是二倍体细胞,其染色体数目为 $2n$,在人类中为 46 条。

3. 成熟期 成熟期是初级精母细胞(染色体已复制)经过两次连续的细胞分裂,即减数分裂,形成单倍体精子细胞的过程。初级精母细胞迅速进行减数分裂的第一次分裂,形成体积较小的两个次级精母细胞(secondary spermatocyte),然后每个次级精母细胞完成减数分裂的第二次分裂,形成两个体积更小、核更致密的单倍体的精细胞(spermatid)。每个初级精母细胞形成 4 个精细胞。

4. 变形期 这一时期是圆形的精细胞逐渐分化转变为蝌蚪形精子的过程。此过程的主要变化是:细胞核内与 DNA 结合的组蛋白被移行蛋白(transitional protein)、精蛋白替代,染色质凝集,变得极度浓缩、致密;细胞极性逐渐形成,在细胞核的头侧出现顶体囊泡(acrosomal vesicle),囊泡中含有大量的糖类和几种溶酶体水解酶;中心粒迁移至细胞核的尾侧,发出一根轴丝,大部分线粒体汇聚于轴丝近端周围,盘绕成螺旋形的线粒体鞘。在细胞核和轴丝的表面有细胞膜和少量细胞质,其余细胞质逐渐汇集于精子尾部,最后消失形成精子。成熟精子形似蝌蚪,分头和尾两部分。头部正面观呈卵圆形,侧面观呈梨形,头部主要为一染色质高度浓缩的细胞核。

(二) 卵细胞的发生

卵细胞发生(oogenesis)的详细过程因物种的不同而有所差异,但总体上是相似的。原始生殖细胞(primordial germ cell)迁移进入生殖腺(如卵巢)后成为卵原细胞(oogonium),再由卵原细胞发育为成熟卵细胞。除了通过减数分裂形成单倍体配子之外,成熟的卵细胞必须建立和储备供子代发育所需的信息及营养成分。与精子发生过程相似,但没有变形期。

1. 增殖期 在卵巢中,原始的生殖细胞经多次有丝分裂形成较多的卵原细胞,这一过程称为增殖期。在多数哺乳动物和人类中,卵原细胞仅在胎儿时期增殖。

2. 生长期 卵原细胞经过生长,体积增大,形成初级卵母细胞(primary oocyte)。在这个时期(通常为哺乳动物出生以前)减数分裂的第一次分裂开始,但细胞停留在减数分裂Ⅰ的分裂前期(相当于有丝分裂周期中的 G_2 期),进一步的发育发生在性成熟以后。卵母细胞外面包着很多滤泡细胞,这些细胞与卵母细胞之间存在许多连接结构,为其提供养料,参与形成卵膜,在卵细胞成熟的过程中发挥重要作用。

3. 成熟期 在体内激(性激素)的诱导下,处于“休眠”状态的初级卵母细胞被激活,体积迅速增加,完成各种营养物质的积累,合成和储备了胚胎早期发育所需的发育信息(如大量的 RNA 和蛋白质),随后初级卵母细胞完成减数分裂的第一次分裂并被排出卵巢。不同于精子发生,卵细胞成熟过程中细胞分裂是不对称的,形成了一个较大的次级卵母细胞(secondary oocyte)和一个很小的第一极体(first polarbody)。排卵时,次级卵母细胞迅速进行减数分裂的第二次分裂,并停止于分裂中期,直至受精后,次级卵母细胞才迅速分裂为一个成熟的卵细胞和一个第二极体(second polarbody),而第一极体也经过第二次成熟分裂形成两个第二极体。所以,一个初级卵母细胞经过成熟分离后,形成 1 个卵细胞和 3 个极体,每个细胞中的染色体数目为 n,成为单倍体的细胞(图 8-4)。

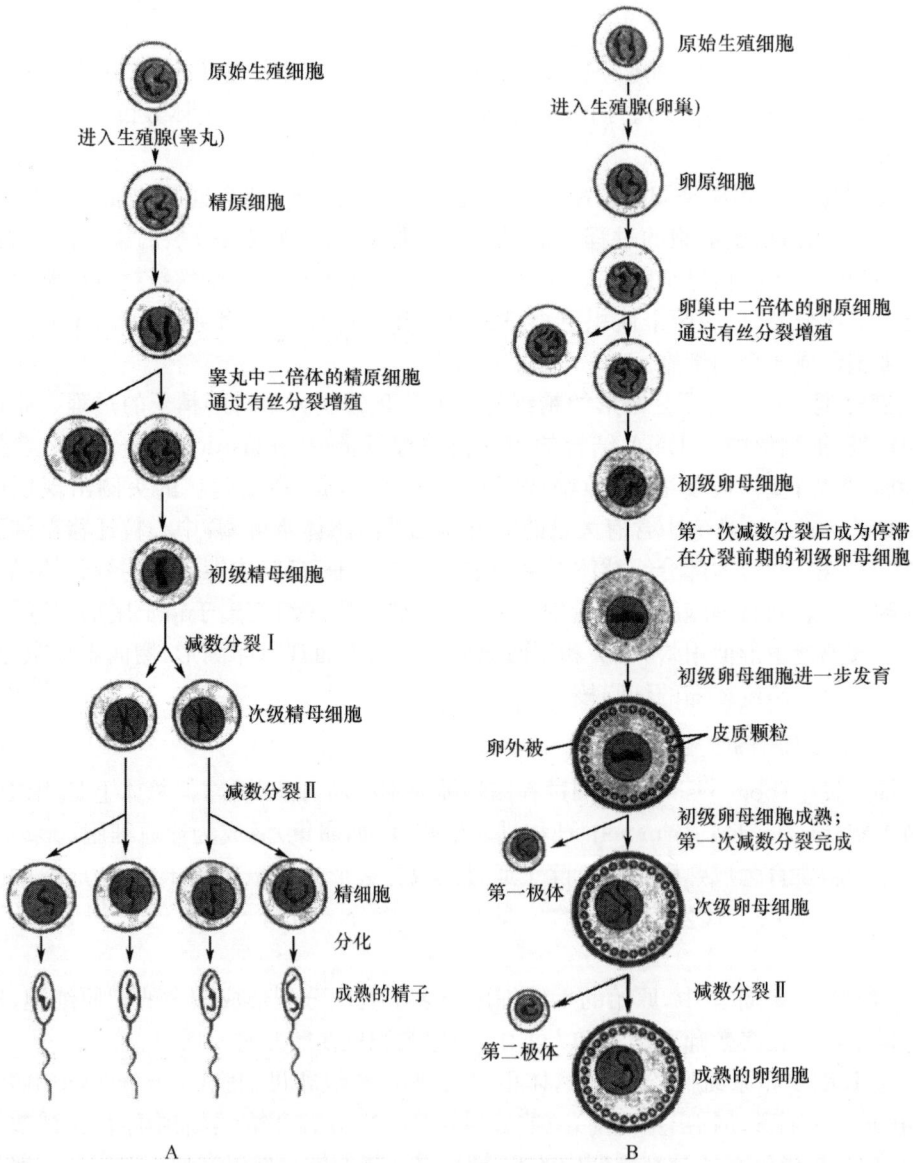

图 8-4　精子(A)和卵细胞(B)形成过程(引自杨抚华,2007)

实验观察

实验 动、植物生殖细胞的减数分裂

一、实验原理

减数分裂是配子发生过程中特有的两次连续的分裂,但细胞的 DNA 和染色体只进行一次复制,最终产生 4 个子细胞,而每个子细胞的染色体数目减半的分裂方式。在这个过程中,精(卵)原细胞生长成为初级精(卵)母细胞,每个初级精(卵)母细胞进行第一次分裂(染色体减数发生在这一时期),形成两个次级精(卵)母细胞。每个次级精(卵)母细胞再经过第二次分裂形成两个精(卵)细胞,精细胞再经形态及生理变化形成精子。这样由一个二倍体的精(卵)原细胞最终形成四个单倍体精(卵)子。

二、实验用品

1. 材料 短角斑腿蝗(或稻蝗、蚱蜢)的精巢固定标本。

2. 试剂 改良苯酚晶红染液、醋酸洋红、Giemsa 染液、Carnoy 固定液、磷酸缓冲液、100％乙醇溶液、95％乙醇溶液、85％乙醇溶液、70％乙醇溶液、50％乙醇溶液、甲醇、二甲苯、冰醋酸、0.1％秋水仙碱溶液、0.5 ％KCl 溶液、1mol/LHCl 溶液、蛋白甘油、加拿大胶。

3. 仪器设备 显微镜、解剖镜、盖玻片、载玻片、离心机、大、小解剖镊、解剖剪、手术刀、解剖针、培养皿、吸水纸、拭镜纸、注射器、酒精灯。

三、方法与步骤

(一)标本采集与固定

夏秋季采集成熟雄性蝗虫,剪去翅膀、后肢,剪开腹部背中线取出精巢(每个精巢由许多精巢管组成),放入 Carnoy 固定液中,固定 24h,取出精巢,经 95％乙醇溶液、85％乙醇溶液各洗 2～3 次,换入 70％乙醇溶液中。并将精巢管分离,存放于 4℃冰箱中备用。若需保存较长时间,可放在 70％乙醇溶液一份和甘油一份的溶液中。

(二)制片

1. 临时制片

(1) 取精巢管,用 50％乙醇溶液和蒸馏水洗 2～3 次。

(2) 放入 1mol/L HCl 溶液软化 10min。

(3) 用蒸馏水换洗 2～3 次。

(4) 取 1～2 根精巢管置于载玻片上,用解剖针拨开精巢管。滴 1～2 滴改良苯酚品红染液,染色 5～10min。

(5) 盖上盖玻片,再把玻片放在吸水纸下,用拇指加压,使材料分开,注意加压时不能让盖玻片移动,临时制片制成,即可在镜下进行观察。

2. 永久性制片

(1) 用玻棒沾一点蛋白甘油在载玻片上,用手掌涂匀。

(2) 用临时制片方法制片。

（3）观察、选择分裂象多且清晰的玻片标本。

（4）在一大培养皿内，置一玻棒，倒入约2/3的固定液或70％乙醇溶液。将选好的玻片标本盖玻片朝下，一端搭在玻棒上浸入固定液内，待盖玻片自然脱落后，与载玻片一起依次移入下列各液：100％乙醇溶液→100％乙醇溶液→100％乙醇溶液＋二甲苯各半→二甲苯→二甲苯，每步一分钟，最后用加拿大胶将盖玻片在原位置封好。

四、实 验 结 果

雌性蝗虫体细胞有24条染色体，性染色体为XX，而雄性蝗虫体细胞有23条染色体，性染色体为XO，且只有一条X染色体。先把标本放在低倍镜下找到分裂象，并移至视野中央，换用高倍镜观察。减数分裂各期形态特点如下（图8-5，彩图2）。

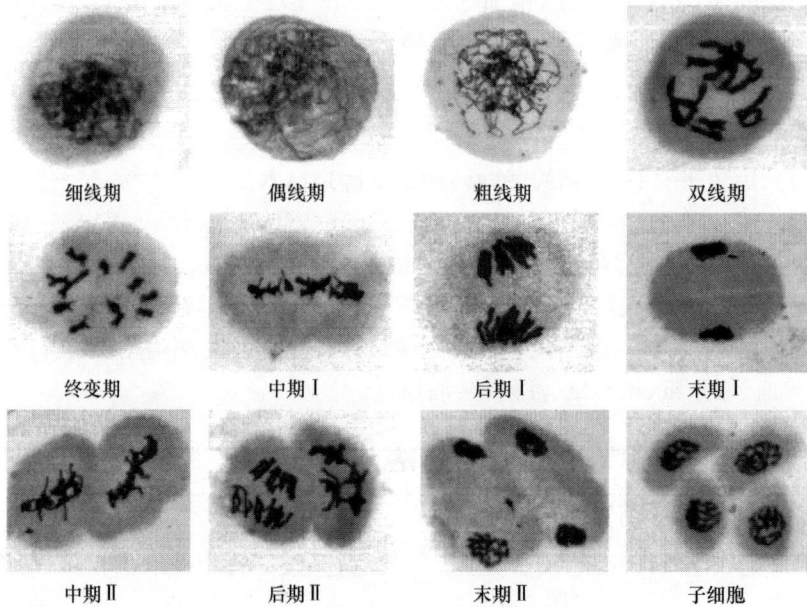

细线期	偶线期	粗线期	双线期
终变期	中期Ⅰ	后期Ⅰ	末期Ⅰ
中期Ⅱ	后期Ⅱ	末期Ⅱ	子细胞

图8-5　蝗虫精母细胞减数分裂图

1. 前期Ⅰ　时间最长，染色体变化复杂，又分为五个分期。

（1）细线期：减数分裂开始，染色体呈细丝状，绕成一团，首尾不分。

（2）偶线期：同源染色体配对形成二价体。雄性蝗虫形成11个二价体和一条X染色体，X染色体没有同源染色体配对，在第一次减数分裂中呈深染，形状粗短。

（3）粗线期：染色体变粗短，每个二价体含有二个二分体，称为四分体。非姊妹染色单体间遗传物质发生交换。

（4）双线期：染色体进一步缩短变粗，并出现灯刷现象。同时同源染色体开始排斥分离，但在交换点处仍相互粘连，形成"O"、"X"和"8"字形等交叉图形。

（5）终变期：染色体最粗短，灯刷现象仍存在，交叉点移向两端。二价体有明显的"O"、"X"、"8"字形等图形，最后核膜核仁消失。

2. 中期Ⅰ　二价体排列在赤道板上，灯刷现象消失，纺锤体形成。

3. 后期Ⅰ　同源染色体受纺锤丝牵引分离，分别移向细胞两极。

4. 末期Ⅰ　到达两极的染色体解旋成染色质，核膜、核仁重新出现，细胞中部内缢形成二个次级精母细胞。次级精母细胞只有初级精母细胞的一半大小。

    5. 前期Ⅱ　每个二分体明显缩短,核膜消失。这一时期短暂,不易看到。

    6. 中期Ⅱ　各二分体排列在赤道板上,纺锤体形成。

    7. 后期Ⅱ　每个二分体着丝粒分裂,形成两个单分体,并分别移向两极。

    8. 末期Ⅱ　到达两极的染色体解旋为染色质,核膜、核仁出现,形成两个精细胞。

小 结

    减数分裂是配子发生过程中特有的两次连续的分裂,但细胞的 DNA 和染色体只进行一次复制,最终产生 4 个子细胞,而每个子细胞的染色体数目减半的分裂方式。减数分裂是由两次分裂组成的,分别称为第一次减数分裂或减数分裂Ⅰ（meiosis Ⅰ）和第二次减数分裂或减数分裂Ⅱ（meiosisⅡ）,每次分裂同样包括前期、中期、后期、末期。第一次减数分裂的前期发生了同源染色体的联会。在减数分裂过程中,同源染色体间还会发生部分交换,非同源染色体重新组合。在配子发生过程中,精（卵）原细胞生长成为初级精（卵）母细胞,每个初级精（卵）母细胞进行第一次分裂（染色体减数发生在这一时期）,形成两个次级精（卵）母细胞。每个次级精（卵）母细胞再经过第二次分裂形成两个精（卵）细胞,精细胞再经形态及生理变化形成精子。这样由一个二倍体的精（卵）原细胞最终形成四个单倍体精（卵）子。

知识扩展

男性不育与减数分裂

    精子发生是一个连续的细胞分裂分化过程,包括精原细胞分裂增殖、精母细胞减数分裂和精子细胞变态三个主要阶段,最终产生成熟的精子。其中减数分裂Ⅰ前期是一个相当特殊的时期,在第一次减数分裂前期,同源染色体之间需进行配对、联会和遗传物质的重组交换等一系列重要事件。

    许多不育男性睾丸组织学研究表明,同源染色体重组交换错误与男性不育的发生密切相关,重组交换对染色体正确分离、配子正常形成至关重要。重组交换改变可导致不同程度的精子异常,如精子发生停滞而出现不育,或精子染色体异常导致非整倍体出现。有人观察到 50％ 以上的精子发生停止与减数分裂重组交换异常相关。联会是同源染色体之间重组交换的重要事件,有研究显示非梗阻性无精子症(NOA)患者的不联会率(25.4％)显著高于梗阻性无精子症患者(9.8％),提示联会异常也可导致精子发生停止停滞。而联会复合体是同源染色体配对的物质基础,对于重组交换有某些调控作用,联会复合体上的结构异常,如间隙(gaps)和断裂(splits)会影响同源染色体配对和交换,研究不明原因的男性不育患者,结果发现精子产生过程中,偶线期/粗线期细胞比例增多,同源染色体联会/重组交换异常,gap/split 数目明显增多。进一步的研究发现减数分裂Ⅰ前期这些重要事件的发生涉及一系列蛋白,包括联会复合体的许多蛋白,如联会复合体组分蛋白、重组相关蛋白、DNA 错配修复蛋白等。联会复合体蛋白 Scp3 及 Scp2 突变,导致雄性小鼠精母细胞不能形成联会复合体的中轴成分、侧成分,进而不能形成成熟的联会复合体,精母细胞停滞在偶线期,联会失败,小鼠出现无精症和不育。

英文词汇

减数分裂	meiosis	配子发生	gametogenesis
前减数分裂期	premeiosis	精原细胞	spermatogonium
同源染色体	homologous chromosome	初级精母细胞	primary spermatocyte
细线期	leptotene	次级精母细胞	secondary spermatocyte
偶线期	zygotene	精细胞	spermatid
粗线期	pachytene	卵原细胞	oogonium
双线期	diplotene	初级卵母细胞	primary oocyte
终变期	diakinesis	次级卵母细胞	secondary oocyte
联会	synapsis	极体	polarbody
交叉	chiasma		

复习题

1. 试述减数分裂过程中的重大遗传事件和生物学意义。
2. 比较减数分裂和有丝分裂的异同。
3. 简述配子发生过程,比较精子发生和卵细胞发生的差异。

（潘克俭）

第九章 遗传的基本规律

学习目标

1. 掌握遗传学三大定律的内涵。
2. 熟悉人遗传性状遗传规律的检测。
3. 了解遗传学三大定律的发现过程;基因在染色体上的定位。

理论基础

孟德尔的分离律和自由组合律以及摩尔根提出的连锁与互换律,通称遗传的三大规律,这三大规律奠定了现代遗传学的理论基础。

一、孟德尔杂交试验与孟德尔定律

在孟德尔之前,一些科学家也做过植物杂交试验,但孟德尔认为前人的试验存在两个问题,一是没有对杂交子代按性状分类计数;二是没有运用统计分析。为克服以上不足,自1857 年起孟德尔以豌豆(*Pisum sativum*)作为实验材料,*Pisum sativum* 为自花授粉植物,可避免花粉的自然混杂,人工去雄后,授以外来的花粉也比较容易。另外,它的许多性状是能够严格区分的,如花的颜色有红、白之分,种子形状有圆、皱之分,种皮有黄、绿之分等,这些非连续变异性状是杂交子代分类的依据。孟德尔检查了豌豆中的 7 对遗传性状,并力图用简单的数学关系来阐明杂交试验中上述性状的传递规律。

在每次试验中,孟德尔只注意一种相对性状的遗传。例如,在红花和白花植株的杂交试验中,他只关注花色的遗传方式,而不考虑其他性状。杂交结果显示,无论以红花植株为父本,白花为母本,或者相反,杂交子代都开红花。孟德尔把在杂交子一代(F_1)中表达的性状称为显性性状,与此相对应的是隐性性状。F_1 植株自花授粉产生子二代(F_2),F_2 中又出现了在 F_1 中不表现的隐性性状,这种现象称为分离。F_2 的分离表明 F_1 虽然开红花,但它必定从白花亲本得到了白花的遗传因子,在 F_1 的整个生活史中,红花和白花因子始终并存,却相互毫不沾染。孟德尔由此推论遗传绝不是融合式的,并提出:决定一对相对性状的遗传因子在同一生物体内各别存在,不沾染,不融合。在遗传性状的传递和表达中,决定相对性状的因子是独立的(即孟德尔的粒子遗传的概念)。

孟德尔共做了 7 对性状的杂交试验,发现显性和隐性植株的分离比总是接近 3∶1。为解释上述分离比,他提出了 5 点假设:①遗传性状是由遗传因子决定的,性状不混合反映了遗传因子的相对独立性,即粒子性。②每对相对性状由一对遗传因子决定的,这对因子中一个来自父本的雄性生殖细胞,另一个来自母本的卵细胞。即每个生殖细胞中只带有这对遗传因子中的一个,受精后的合子才带有成对配对的遗传因子。③在生殖细胞发生过程中,成对的遗传因子分离,进入不同的生殖细胞,每个生殖细胞只得到每对因子中的一个。④两性生殖细胞的结合是随机的,与其所携带的遗传因子无关。⑤当显性因子和隐性因子共存于一个植株时,表现出显性性状;两个因子均为显性时,植株也表现显性性状;只有两个因子都为隐性时,隐性性状才得以表现。随后,孟德尔用测交试验检测了F_1和F_2开红花的植株的基因型,实验结果与根据假设预期的完全符合,并且证实分离的本质不是表型的分离比(3∶1),而是配子的分离比(1∶1)。

根据以上杂交实验,孟德尔提出分离律(law of segregation),即生物在生殖细胞形成过程中,成对的等位基因彼此分离,分别进入不同的生殖细胞,每一个生殖细胞只能得到成对等位基因中的一个,该定律也称为孟德尔第一定律。生殖细胞形成时所进行的减数分裂中,同源染色体的分裂是分离律的细胞学基础。同源染色体相同位点上的等位基因随着同源染色体的分离分别进入不同的生殖细胞,每一个生殖细胞只含有成对等位基因之中的一个,通过受精,精卵结合并发育成的个体,其所有体细胞中又含有成对的等位基因。

孟德尔把分离律推广到两对性状的杂交试验,就得到了自由组合律(law of independent assortment),亦称孟德尔第二定律,即生物在形成生殖细胞时,不同对的基因独立行动,可分可合,随机组合到一个生殖细胞中去。减数分裂时,非同源染色体之间是完全独立的,可分可合,随机组合进入到一个生殖细胞中,这就是自由组合律的细胞学基础。

二、连锁与交换律及其发现过程

20世纪初,摩尔根及其同事通过对果蝇的杂交实验,证明基因位于染色体上,并呈线性排列,而一条染色体上存在多个基因,称为基因连锁;同时揭示了位于一对同源染色体上不同座位的两对或以上等位基因的遗传规律;建立了确定基因在染色体上的相对位置的方法。

摩尔根及其同事用纯的灰身长翅的果蝇和纯的黑身残翅的果蝇杂交,F_1代全是灰身长翅,因此,灰色对黑色为显性,长翅对残翅为显性,亲代灰身长翅基因型为BBVV,黑身残翅为bbvv,F_1代是BbVv。用F_1代的雄果蝇与黑身残翅的雌果蝇进行测交,按自由组合律预测,F_2代中应有灰身长翅(BbVv)灰身残翅(Bbvv)、黑身长翅(bbVv)和黑身残翅(bbvv)4种类型,并呈1∶1∶1∶1的比例。然而测交后的结果并非如此。实际上F_2代中只出现和亲本相同的两种类型,灰身长翅和黑身残翅,而且呈1∶1的比例,只有亲本组合,称为完全连锁(complete linkage)。

另一组实验让F_1代雌果蝇(BbVv)与黑身残翅的雄果蝇进行测交,F_2代中就出现4种类型,但4种类型的比例不一致,灰身长翅(BbVv)占41.5%,黑身残翅(bbvv)占41.5%,灰身残翅(Bbvv)占8.5%,黑身长翅(bbVv)占8.5%。F_2代中出现了亲本没有的性状,但亲代组合为83%,重新组合为17%,这种现象称为不完全连锁(incomplete linkage)。

对于上述遗传现象,摩尔根认为,果蝇的灰身基因(B)和黑身基因(b)是一对等位基因;长翅基因(V)和残翅基因(v)是另一对等位基因。这两对等位基因中,基因B和基因V位于同一条染色体上,基因b和v位于另一条同源染色体上,在世代传递过程中连锁在一起传递而不能自由组合。在第二组实验中,F_1代卵子发生过程中,同源染色体的非姐妹染色单体联会和交叉的结果使BV和bv之间发生了交换,产生了Bv和bV的新连锁(图9-1),在本实验中,因交换形成的重组类型占17%,即重组率(交换率)为17%。

连锁和交换是生物界普遍存在的现象,也是生物多样性的重要原因之一。位于同一条染色体上的基因彼此连锁在一起传递,构成连锁群(linkage group),生物具有的同源染色体对数等于连锁群数。同一连锁群中各等位基因之间可以发生交换而重组,重组率可反映两

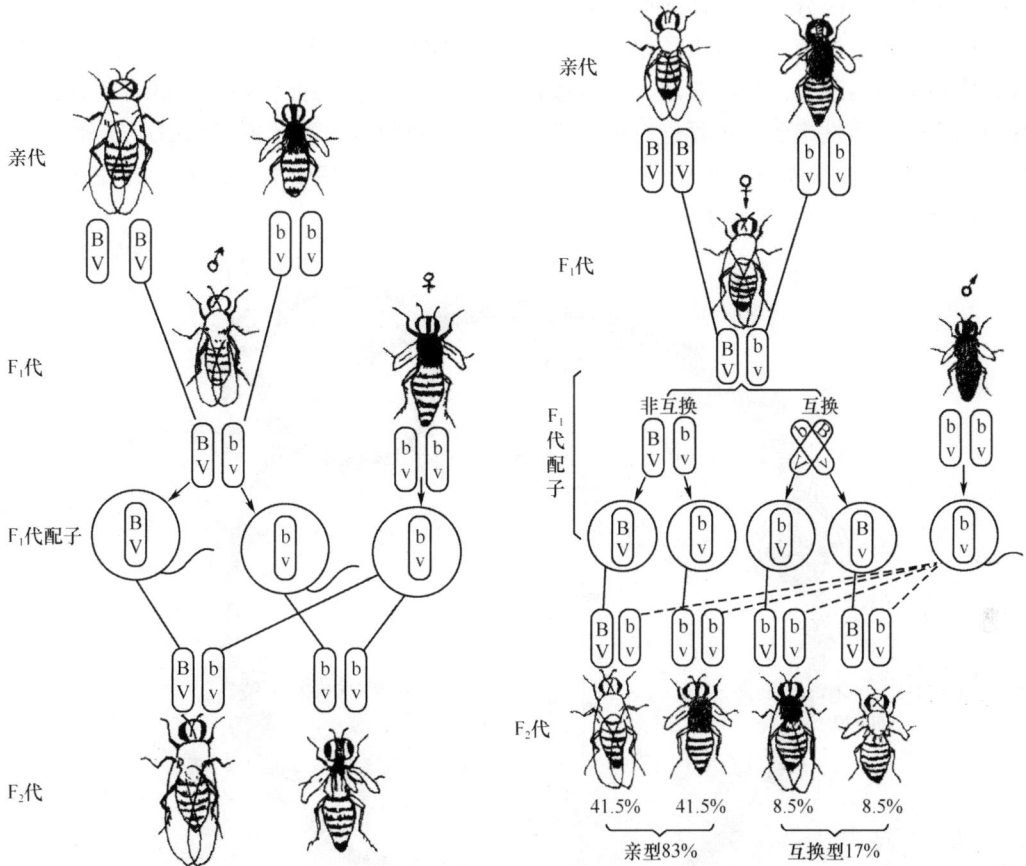

图 9-1　果蝇的完全连锁(左)和不完全连锁(右)(引自傅松滨,2004)

个基因在一条染色体上的相对距离,两个基因之间距离越远,发生交换的机会越大,重组率越高。当基因重组率为 1‰时,两个基因之间的距离记为 1 厘摩(centimorgan,cM),平均来说,在人类 1 厘摩相当于 100 万个碱基对。摩尔根他们在此基础上,构建了关于染色体上基因之间的位置关系及距离的基因连锁图。

实验观察

实验一　粗糙链孢霉的杂交实验

一、实 验 原 理

　　粗糙链孢霉($Neurospora\ crassa$,$2n=14$),又称红色面包霉,利用其进行遗传学分析有如下优点:①个体小,生长快,容易培养;②既可进行有性繁殖,又可进行无性繁殖,一次杂交可产生大量后代;③染色体与高等生物一样,研究结果可广泛应用于遗传学上;④无性世代是单倍体,没有显隐性,基因型可以直接在表型上反映出来;⑤一次只需分析一个减数分裂的产物,就可以观测到遗传结果,简单易行,而二倍体合子则是两个不同减数分裂产生的配子相互结合的结果,需要通过测交实验才能分析减数分裂的结果,手续麻烦。因此粗糙链孢霉是进行基因分离和连锁交换遗传分析的好材料。

粗糙链孢霉的营养体是由单倍体($n=7$)的多细胞菌丝体和分生孢子所组成,生活方式有有性和无性两种。菌丝经有丝分裂直接发育成菌丝体,称无性生殖。而两种不同接合型细胞结合产生有性孢子的过程称有性生殖。无性繁殖过程,由菌丝顶端断裂形成分生孢子。分生孢子有两种,小型分生孢子中只含有一个核,大型分生孢子有几个核。分生孢子萌发成菌丝,可以再生成分生孢子,周而复始(图9-2)。

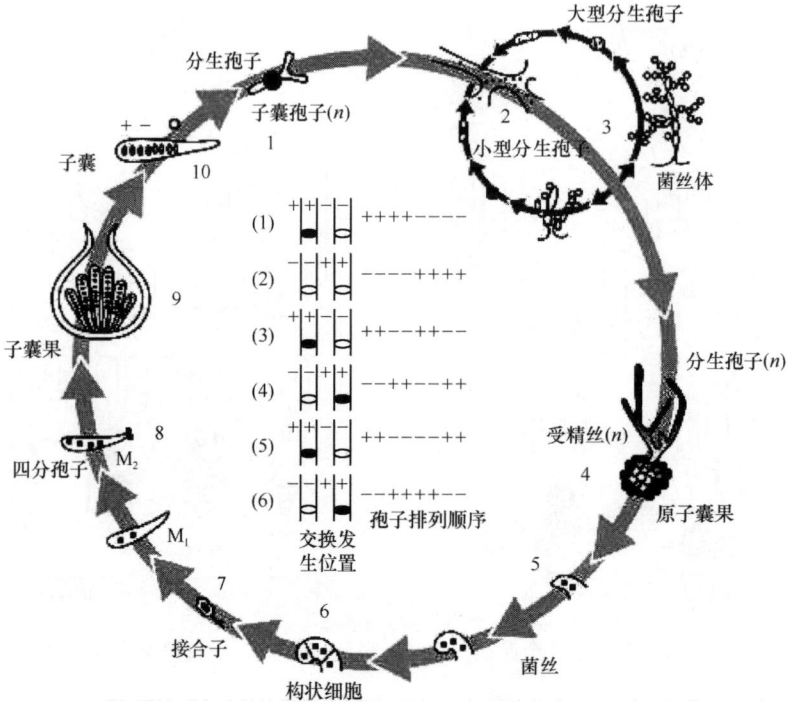

图9-2 粗糙链孢霉的生活史

1-3.为无性繁殖;4-9.为有性繁殖。图中间示基因交换发生位置及子囊孢子的排列顺序,(1)、(2)为非交换型;(3)、(4)、(5)、(6)为交换型

在有性生殖过程中,粗糙链孢霉的菌株有两种不同接合型(mating type),它们受一对等位基因控制。不同接合型菌株的细胞接合产生子囊果及子囊孢子。粗糙链孢霉的子囊孢子是单倍体细胞,由它发芽长成的菌丝体也是单倍体。所以由一对等位基因决定的性状,在F_1就能分离。并且,它的一次减数分裂产物包含在一个子囊中,可以直接观察到基因分离,并证明基因在染色体上。同时,再一次有丝分裂后,8个子囊孢子有顺序地排列在子囊中,就可以测定着丝粒距离。

交换型子囊的出现,是由于核基因与着丝点之间发生了一次染色体片段的交换的结果,即由第一次分裂分离形成的子囊为非交换型子囊,第二次分裂分离形成的子囊为交换型子囊,因而第二次分裂分离的子囊数量愈多,表明有关基因和着丝粒的距离愈远。根据第二次分裂分离子囊的频数,就可以计算出某一基因和着丝粒间的距离(称为着丝粒距离)。由于交换只发生在二价体的4条染色单体中的2条之间,当每发生一次交换时,便产生一个第二次分裂分离子囊,所以交换型子囊中仅有一半子囊孢子属于重组类型,因此必须将第二次分裂分离子囊的百分率除以2,就是某一基因与着丝粒间的重组值,计算公式如下:

$$着丝粒和基因间的重组值 = \frac{第二次分裂分离子囊数}{子囊总数} \times \frac{1}{2} \times 100\%$$

重组值除去％,即为图距:

$$某基因的着丝粒距离 = \frac{第二次分裂分离子囊数}{子囊总数} \times \frac{1}{2} \times 100 \quad 图距单位$$

二、实 验 用 品

(一)材料

粗糙链孢霉野生型菌株(Lys$^+$),赖氨酸缺陷型菌株(Lys$^-$)。

(二)仪器设备

显微镜,钟表镊,解剖针,接种针,载玻片,试管,培养皿。

(三)仪器

1. 基本培养基(Lys$^+$菌株可生长,Lys$^-$菌株不能生长) 50 倍浓缩度的储存液。

柠檬酸钠·$2H_2O$($Na_3C_6H_5O_7 \cdot 2H_2O$)	125g
KH_2PO_4	250g
NH_4NO_3	100g
$MgSO_4 \cdot 7H_2O$	10g
$CaCl_2 \cdot 2H_2O$	5g
生物素溶液(5ml/100ml)	5ml
微量元素溶液	
柠檬酸·$2H_2O$	5.00g
$ZnSO_4 \cdot 7H_2O$	5.00g
$Fe(NH_4)_2(SO_4)_2 \cdot 6H_2O$	1.00g
$CuSO_4 \cdot 5H_2O$	0.25g
$MnSO_4 \cdot H_2O$	0.05g }5ml
H_3BO_3	0.05g
$Na_2MoO_4 \cdot 2H_2O$	0.05g
蒸馏水	100ml
氯仿	1mg
蒸馏水	1000mg
氯仿(防腐用)	2～3mg

用前稀释储存液,再加 1.5％的蔗糖,pH5.8。加 2％琼脂,即成为本固体培养基。

2. 补充培养基 在基本培养基上补加一种或多种生长物质,如氨基酸、核酸碱基、维生素等。氨基酸用量一般是 100ml 基本培养基加 5～10 毫克。本实验所用的补充培养基只需在基本培养基中加适量的赖氨酸,Lys$^-$菌株即可生长。

3. 完全培养基

基本培养基	1000ml
酵母膏	5g
麦芽糖(也可不加)	5g

酶解酪素	1g
维生素混合液	
硫胺素	10mg
核黄素	5mg
吡哆醇	5mg
泛酸钙	50mg
对氨基苯甲酸	5mg
烟酰胺	5mg
胆碱	100mg
叶酸	1mg
蒸馏水	1000mg
蔗糖	20g
肌醇	100mg

（维生素混合液共10ml）

（为获得大量分生孢子,可用1%甘油代替蔗糖）

加2%琼脂,即为完全固体培养基。

4. 麦芽汁培养基　可代替完全培养基,配方简单。8波美麦芽汁2份,蒸馏水1份,再加2%琼脂。

5. 马铃薯培养基　可代替完全培养基。将马铃薯洗净去皮,切碎,取200克,加水1000毫升,煮熟,然后用纱布过滤,弃去残渣,滤下的汁加2%琼脂,20克蔗糖,煮融,分装到试管中,也可将马铃薯切成黄豆大小的碎块,每支试管放3～4粒,再加入融化好的琼脂、蔗糖。

上述培养基分装到试管后,在8磅压力下消毒30分钟,取出斜摆,成为斜面备用。

6. 杂交培养基

KH_2PO_4	1.0g
$MgSO_4 \cdot 7H_2O$	0.5g
KNO_3	1.0g
NaCl	0.1g
$CaCl_2 \cdot 2H_2O$	0.13g
生物素	20mg
微量元素溶液	1ml

（成分同基本培养基中微量元素液配成4倍浓度的溶液稀释使用）

| 蒸馏水 | 1000ml |
| 蔗糖 | 20g |

pH6.5

加2%琼脂即成固体培养基。

7. 杂交培养基　将玉米在水中浸软,破碎,每试管放2～3粒,加入少量琼脂(约0.1g左右),再放入一小片经多次折叠的滤纸(长约3～4cm),加入棉塞,消毒即成,不需摆斜面。

（四）药品

5%次氯酸钠溶液,5%苯酚溶液(石碳酸)。

三、方法与步骤

（一）菌种活化

将冷冻保存的 Lys⁺ 和 Lys⁻ 菌种分别接种到各自的斜面培养基上，置于 28℃恒温培养箱中培养 5～7 天，直至菌丝上部有分生孢子产生（长好的菌株在其上部可见红粉状孢子）。（菌种保存和活化可用马铃薯培养基）

（二）接种杂交

在无菌条件下，先用接种环挑取 Lys⁻ 菌株的菌丝或分生孢子（团块直径约 3～6mm），接种于杂交培养基上，再挑取 Lys⁺ 菌株的菌丝或分生孢子（团块直径约 1～2mm），接种在同一杂交培养基上，让其杂交。接种时，试管口应靠近火焰，以防污染，并贴上标签，然后放在 25℃恒温培养箱中培养 14 天左右，即可看到棕黑色的成熟子囊，此时便可在显微镜下观察分析。观察时要注意掌握好孢子的成熟程度，如过早，子囊中的孢子尚未成熟而呈白色，若偏迟，则孢子全为黑色，对交换型和非交换型孢子难于区别。要掌握适宜的观察时期，最好在子囊壳开始变黑时，每天取几个子囊果压片观察，当看到适合时即置于 4～5℃冰箱中，可保存 3～4 周，延长观察时间。

（三）压片观察

将附有子囊果的滤纸条放入 3％来苏尔溶液中处理 10min，杀死孢子，以防孢子飞扬污染实验室。取一载玻片，滴一滴 3％来苏尔溶液，然后用接种针挑出子囊果放在载玻片上，用镊子柄平压，或盖上另一载玻片，用手指压片，压片时要适当用力压破子囊果，使子囊呈放射状逸出，但注意不能让分生孢子散出（一个子囊果中会散出 30～40 个子囊）。压片时，最好一次一个子囊果，多了压不好。片子压好后，置于 100×显微镜下观察，观察时，要顺时针方向观察，自中心向外确定子囊类型，计数并做好记录。此过程不需无菌操作，但需将观察过的载玻片、用过的镊子和解剖针等用具放入来苏尔溶液中浸泡后取出洗净，以免污染实验室（见图 9-3）。

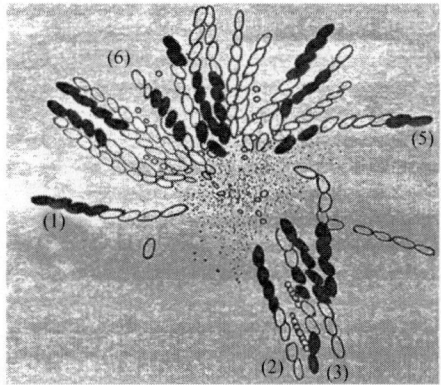

图 9-3 粗糙链孢霉 Lys⁺ 与 Lys⁻ 杂交子囊孢子的排列方式
图中(1)、(2)为非交换型；(3)、(5)、(6)为交换型子囊；(4)交换型子囊缺失

四、作 业

表 9-1 杂交结果

子囊类型	观察数
＋＋＋＋－－－－	
－－－－＋＋＋＋	
＋＋－－＋＋－－	
－－＋＋－－＋＋	
＋＋－－－－＋＋	
－－＋＋＋＋－－	
合计	

（1）观察一定数目的子囊果，记录每个完整子囊的类型，按不同的子囊类型计数填入表 9-1 中，并计算 Lys 基因与着丝粒间的距离。

（2）分析粗糙链孢霉的子囊孢子分离和交换现象与高等动物、高等植物的性状分离和交换有什么不同，本实验结果说明了什么？

五、注 意 事 项

（1）实验所用 Lys⁻ 菌株，有时接种在完全培养基上也长不好，需要加适量赖氨酸。

（2）杂交后培养温度要控制在 25℃，30℃以上即抑制原子果囊的形成。

（3）Lys⁻ 菌株的子囊孢子成熟较迟，当 Lys⁺ 菌株的子囊孢子已成熟而呈黑色时，Lys⁻ 菌株的子囊还呈灰色，因而我们能在显微镜下直接观察不同的子囊类型。但是如果观察时间选择不当，就看不到好的结果。过早，所有子囊孢子都未成熟，全为灰色；过迟，Lys⁻ 菌株的子囊孢子也成熟了，全为黑色，就不能分清各种子囊类型。所以在子囊形成期间，要预先观察子囊孢子的成熟情况，选择适当时间进行显微镜观察。

实验二　PTC 遗传性状的检查

一、实 验 原 理

苯硫脲(phenylthiocarbamide，PTC)是一种白色结晶状药物，由于含有 N—C＝S 基团，故有苦涩味（对人无毒，也无其他副作用）。有的人能尝出其苦味，称为 PTC 尝味者，这决定于显性基因 T 的存在；有的人几乎不能尝出苦味，称为味盲，这决定于纯合的隐性基因 tt 的存在。在我国汉族人群中，味盲约占 10％。在 PTC 尝味者中，TT 的个体尝味能力较高，而杂合型 Tt 的个体尝味能力较低，味盲 tt 的个体尝味能力极低。PTC 尝味能力，属于不完全显性遗传或半显性。

二、实 验 用 品

1. 试剂　各种浓度的 PTC 溶液（1/24 000、1/50 000、1/400 000、1/750 000、1/3 000 000）、PTC 粉末。

2. 器具　滴管、消毒牙签。

三、方 法 与 步 骤

检查时，从最低浓度的 PTC 溶液开始，用滴管吸取少量溶液，滴 4～6 滴在受检者的舌根部进行尝味，然后将蒸馏水滴 4～6 滴于舌根部，徐徐咽下品味，比较两种溶液味道。重复尝试二次，结果相同时，才是可靠的。如受试者若不能鉴别出两种溶液味道，或鉴别不准（如认为 PTC 溶液是酸、咸、辣或其他说不出的药味等），再用更高浓度的 PTC 溶液和蒸馏水尝试，直到能明确说苦涩味为止。依此测试受试者尝味能力的阈值。如果各种浓度的溶液都尝不出苦涩味，最后可取少许 PTC 粉末放于舌根部。

记录能尝出的浓度，推算出基因型（TT、Tt、tt）。其中显性纯合子（TT）可尝味 1/400 000 以下浓度，杂合子（Tt）的尝味介于 1/48 000～1/380 000 浓度；而隐性纯合子（tt）只能尝出大于 1/24 000 浓度时的苦味，甚至有人连药物结晶粉末的苦味也尝不出。

四、作 　 业

以班级为单位，统计全班同学尝味结果，计算出各种基因型的人数和比例。

实验三　人类 ABO 血型鉴定

一、实验原理

ABO 血型是人体红细胞血型系统的一种,受 9 号染色体上一组复等位基因(I^A、I^B、i)控制,基因 I^A 和 I^B 为共显性,分别决定红细胞表面 A 和 B 抗原的形成,这两个基因对基因 i 为显性,因此,人群中三个复等位基因可组成 6 种基因型,形成 4 种表型。同时,血清中有抗 A(α 凝集素)和抗 B(β 凝集素)两种天然抗体,可分别与 A 抗原和 B 抗原发生反应,使红细胞凝集。每个人血清中所含抗体与自身红细胞抗原是相适应的,即一个人的血清中只含有不会使自身红细胞凝集的抗体(表 9-2)。

表 9-2　ABO 血型遗传特征

表型	基因型	红细胞膜上抗原	血清中的天然抗体
A	$I^A I^A$、$I^A i$	A	抗 B(β)
B	$I^B I^B$、$I^B i$	B	抗 A(α)
AB	$I^A I^B$	A、B	
O	ii	—	抗 A、抗 B

根据抗 A 和抗 B 可分别与 A 抗原和 B 抗原发生反应使红细胞凝集的原理,可以对未知血型进行鉴定。如给定两种标准血清抗 A、抗 B,如果受检血液红细胞只在抗 A 中发生凝集,为 A 型血,只在抗 B 中发生凝集,为 B 型血,在两种血清中均凝集为 AB 型,均不凝集者为 O 型血(表 9-3)。

表 9-3　凝血反应

血清反应		受检者血清
抗 A 血清	抗 B 血清	
+	—	A
—	+	B
+	+	AB
—	—	O

二、实验用品

1. **试剂**　抗 A,抗 B 的标准血清,70% 乙醇溶液,生理盐水。
2. **器具**　载玻片、吸管、牙签。

三、方法与步骤

实验室常用的方法有试管法与玻片法。试管法的优点是敏感,较少发生假凝集;玻片法则简便易行,但玻片法若控制不好,易发生不规则的凝集现象。本实验采用玻片法。

1. **标记**　取一清洁的载玻片,在两端分别用记号笔标记抗 A 和抗 B 字样,用吸管分别取抗 A 和抗 B 型标准血清各一滴,滴于玻片上相应部位。

2. 采血 用 70%乙醇溶液棉球消毒受试者的耳垂或指端,用消过毒的采血针刺破皮肤,吸管吸取 1~2 滴血液,滴入盛有 0.3~0.5ml 生理盐水的青霉素小瓶中,用吸管轻轻吹打成约 5%的红细胞悬液。

3. 反应 将红细胞悬液分别在两种血清中各滴一滴,然后立即用两根牙签分别搅拌,使红细胞与血清充分混匀。

4. 观察 在室温下(20~37℃)静置 5~10 分钟,观察有无凝集现象。若混匀的血清由浑浊变为透明,并出现大小不等的红色颗粒,表明有凝集现象;若仍为浑浊状,不出现颗粒则表明无凝集现象。如观察不清可使用显微镜在低倍镜下观察。根据凝血反应判断受检者血型。

四、注 意 事 项

(1) 标准血清必须有效。

(2) 滴加红细胞悬液时注意滴管不要触及标准血清。

(3) 红细胞悬液浓度、反应时间和温度要适中,以避免出现假阴性和假阳性结果。

五、作 业

(1) 实验报告:计算班级中各血型的频率,据此计算本班同学中基因型频率和基因频率。

(2) 通过本实验,说明什么是共显性。

小 结

遗传三大定律是现代遗传学的理论基础。孟德尔分离律阐明了控制相对性状的一对遗传因子在向配子传递时必须分离;自由组合律则表明非等位基因在形成配子时可分可合,自由组合;摩尔根证实基因位于染色体上,位于同一染色体上的众多基因连锁在一起,随染色体一起传递,同时同源染色体的非姐妹染色单体可能发生遗传物质的交换重组。人类有许多性状的遗传符合孟德尔遗传方式。

知识扩展

染色体遗传学说的确立

经过漫长而曲折的道路,孟德尔遗传理论终获确立,承认基因存在之后的首要任务便是寻找基因的物质载体。1903 年 W. Sutton 把孟德尔的基因分离和自由组合法则与减数分裂和受精过程中的染色体行为联系在一起,发现两者的平行关系,提出了染色体是基因的物质载体的假设。然而要证实该假设,必须将某个特定的基因与某个具体的染色体联系起来。进一步讲,如果一条染色体上不止一个基因,那么就必须把基因与染色体的特定片段联系起来。用实验方法证实 Sutton 假设的就是摩尔根及其同事。

1909 年,摩尔根开始用体积小、生殖周期短,易于培养的果蝇作为遗传学实验材料。果蝇作为遗传学研究的许多优点,如巨大的多线染色体的存在和染色体数目只有 4 对等是摩尔根当初所不了解的。果蝇的复眼含有棕色素,呈暗红色,称为野生型。1910 年,摩尔根在红眼的果蝇群中发现一只白眼雄性果蝇。这是一种突变型,因为复眼中没有色素而呈白眼表型。摩尔根把这只白眼雄蝇与野生型雌蝇交配,杂交子一代无论雄雌都是红眼,表明红眼性状对白眼性状呈显性。子一代雌、雄交配产生子二代中,红眼与白眼的分离比是 3:1,符合孟德尔定律。但是,摩尔根发现了一种新现象:所有的白眼果蝇都是雄性。摩尔根由此开始研究复眼性状分离与性别的关系。之前,有人曾研究过果蝇染色体,发现果蝇雌、雄个体的染色体是不同的。果蝇有 4 对染色体,其中 3 对雌雄相同,第 4 对在雌蝇中是棒状端着丝粒染色体,而在雄蝇中只有一条棒状染色体,另一条是稍小的亚端着丝粒染色体。这对和性别有关的染色体称为性染色体。雌性是两条 X 染色体,雄性是一条 X 染色体和一条 Y 染色体。在产生性细胞时,同源染色体分离,雌果蝇产生的卵细胞只有一种染色体组成,即三条常染色体加上一条 X 染色体。雄果蝇产生的精子却有两种染色体组成,即 3 条常染色体加上一条 X 染色体或 Y 染色体。携带 X 染色体的精子受精后产生 XX 个体,是雌果蝇,携带 Y 染色体的精子受精后产生 XY 个体,是雄果蝇。性比为 1:1,所以性别也是一种孟德尔性状。

根据遗传学实验和细胞学观察,摩尔根假设确定白眼性状的基因 w 位于 X 染色体上,相应的野生型基因是红眼基因＋,＋对 w 呈显性,并假定 Y 染色体不带有这对基因,所以最初发现的那只白眼雄蝇的基因型是 X^wY,它与之交配的红眼果蝇的基因型是 X^+X^+,杂交后代的分离情况为:1/4 X^+X^+(红眼,雌)、1/4 X^+Y(红眼,雄)、1/4 X^+X^w(红眼,雌)和 1/4 X^wY(白眼,雄)。摩尔根的假设完满地解释了最初的杂交试验。

为进一步验证他的假设,摩尔根又设计了三个新的实验并预断了实验结果。

实验一　如果假设正确,则子二代的红眼雌蝇有两种不同的基因型:X^+X^w 和 X^+X^+。将子二代雌蝇与白眼雄蝇交配,则半数子二代雌蝇的后代全部是红眼,另一半的后代应为 1/4 红眼雌蝇、1/4 白眼雌蝇、1/4 红眼雄蝇、1/4 白眼雄蝇。

实验二　根据假设白眼雌蝇(X^wX^w)和红眼雄蝇(X^+Y)杂交,子代中雌蝇应该都是白眼(X^wY),出现所谓"绞花遗传"现象。

实验三　根据假设,白眼雌蝇(X^wX^w)和白眼雄蝇(X^wY)交配产生的子代无论雌雄都应该是白眼,成为稳定的白眼品系。

最终,这三个判断性实验结果均被证实,其中以绞花实验最为关键,是用来判断 X 染色体上携带的基因的遗传方式的常用方法。这样,摩尔根第一次把一个具体的基因 w 定位于一个特定的染色体 X 上。此后,1911 年摩尔根又发现白眼基因 w 和短翅基因 r 之间的连锁和交换现象,从而为染色体遗传理论的确立提供了基础。

英文词汇

分离律	law of segregation	不完全连锁	incomplete linkage
自由组合律	law of independent assortment	连锁群	linkage group
完全连锁	complete linkage		

复习题

1. 试述孟德尔的研究在方法学上的重大意义。
2. 连锁和互换的生物学意义是什么?

(王元元)

第十章　染色体和核型

学习目标

1. 掌握染色质(体)和核型的相关概念。
2. 熟悉人外周血染色体标本的制备流程。
3. 了解染色体和核型分析的研究历史。

理论基础

一、染　色　体

(一)染色质(体)的发现

1879年,德国生物学家弗莱明(Walther Flemming)发现用碱性苯胺染料可以把透明的细胞核内的微粒物质染成红色,遂将这些可以被碱性染料强烈染色的丝状和粒状物质称为染色质(chromatin)。弗莱明采用上述染色方法观察到了细胞分裂的全过程,他发现这些着色物质平时散漫地分布在细胞核中,但细胞发生分裂时这些物质却会先聚集浓缩形成一定数目和一定形状的条状物,再分成数目相同的两半,均匀分配至两个子细胞,待分裂完成后条状物又会重新疏松为散漫状。1888年,德国生物学家瓦尔德尔(H. W. G. Von Waldeyer)将这种在细胞分裂期聚集的染色质称为染色体(chromosome),一直沿用至今(图10-1)。

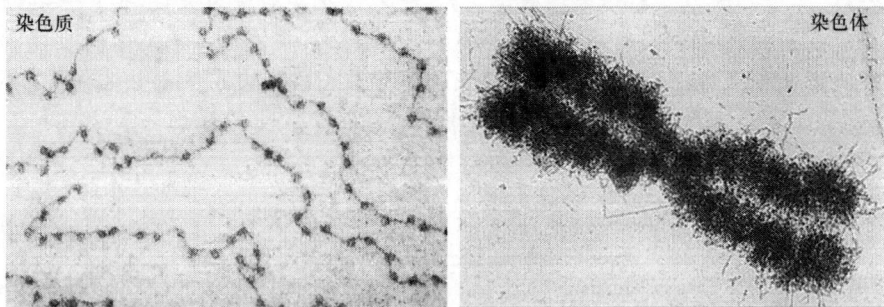

图 10-1　染色质和染色体

(二)染色质(体)的定义和基本概念

现代生物学和遗传学认为,染色质和染色体是遗传物质的存在形式,其主要成分都是DNA和蛋白质,它们之间的不同,不过是同一物质在不同细胞周期的不同表现形态而已。

染色质出现于间期,在光镜下呈现丝状或颗粒状,不均匀地分布于细胞核中,常以两种状态存在:有的染色质处于解螺旋状态,具有转录活性,伸展开呈松散状,染色较浅,着色均匀,称为常染色质(euchromatin);有的染色质处于卷曲凝缩状态,很少进行转录或无转录活性,染色较深,一般为高度重复的DNA序列,称为异染色质(heterochromatin)(图10-2)。

　　染色体是特指在细胞有丝分裂期,因高度螺旋化而形成的更易被碱性染料着色的染色质,光镜下呈现柱状或杆状。每一物种都有特定的染色体,其数目及形态特征在一般情况下是相当稳定的。

　　1949 年,Barr 发现在雌猫神经元细胞间期核中有一个染色很深的浓缩小体,而在雄猫中则见不到这一结构,进一步研究

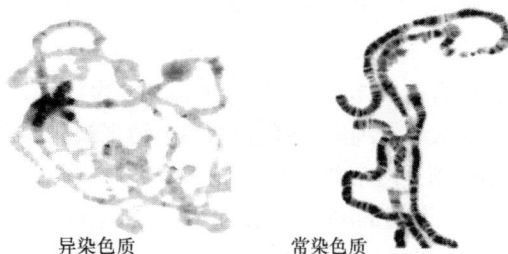

异染色质　　　　常染色质

图 10-2　常染色质和异染色质

发现在大部分正常女性的口腔上皮细胞、羊水细胞等的间期核中也可以见到这一特征性结构,而男性没有,这种染色体被称 X 染色体。正常男性的间期细胞用荧光染料染色后,在细胞核内可出现一个圆形或椭圆形的强荧光小体,直径为 $0.3\mu m$ 左右,称为 Y 染色体(图 10-3)。

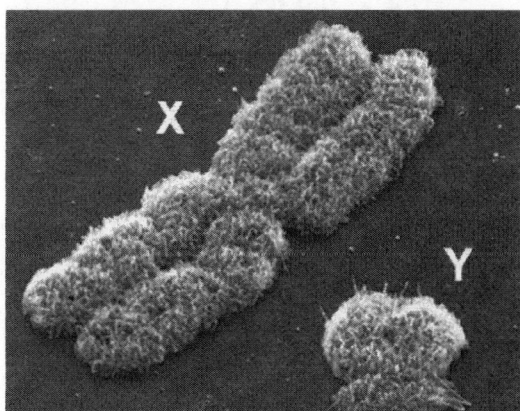

图 10-3　X 染色体和 Y 染色体

　　1956 年,Joe Hin Tjio (庄有兴)和 A. Levan 利用低渗法研究胎儿肺组织的染色体标本制作方法,首次明确了正常人体细胞染色体共 46 条(23 对)。每一对成双的染色体叫同源染色体(homologous chromosome),一条来自父亲,另一条来自母亲。其中 22 对为常染色体(autosome),男女都一样。另 1 对为性染色体(sex chromosome),是决定性别的物质基础,女性的性染色体为二个大小形状相同的 X 染色体(XX),男性的性染色体则只有一条 X 染色体和一条较小的 Y 染色体(XY)。

(三) 染色质(体)的超微结构

　　染色质由脱氧核糖核酸(DNA)、组蛋白(histone)及非组蛋白(nonhistone protein)组成,其中组蛋白的种类和含量比较恒定,大致与 DNA 相等,在"DNA-蛋白质"纤丝的形成上起着重要作用。

　　1956 年,Maurice Wilkins 和 Vittorio Luzzati 对染色质进行了 X 衍射研究,发现染色质中具有间隔为 10nm 的重复性结构,但是蛋白质和 DNA 本身的结构不会表现出这种重复性,推测可能是组蛋白和 DNA 的结合方式迫使 DNA 折叠或缠绕成具有 10nm 周期的重复结构。

　　1971 年,Clark 和 Felsenfeld 用葡萄球菌核酸酶(Staphylococcal nuclease)作用于染色质,发现有一些区域对核酸酶敏感,有一些则不敏感,不敏感的区域比较均一,这暗示染色质中存在着某些亚单位。

　　1973 年,Hewish 和 Burgoyun 用内源性核酸酶消化细胞核,再从核中分离出 DNA,结果发现了一系列 DNA 片段,它们相当于长约 200bp 的一种基本单位的多聚体,表明组蛋白结合在 DNA 上以一种有规律的方式分布,以致产生对核酸酶敏感的只是某些限定区域。

　　1974 年,M. Noll 用外源性核酸酶处理染色质,然后进行电泳证实了以上结果,他测得前三个片段的长度分别为 205bp,405bp,605bp,每个片段相差 200bp,即染色质可能以 200bp 为一个单位。同年 Olins 夫妇在电镜下也观察到了大鼠胸腺染色质的"绳珠"状结构,小球的直径为 10nm。

Kornberg 和 Thomas 在 1974 年用巧妙的实验最终阐释了这一问题:他们先用微球菌核酸酶(micrococcal nuclease)部分消化染色质,切断了一部分上述的 200bp 核苷酸单位间的 DNA,使其中含有单体、二聚体、三聚体和四聚体等,经离心将它们分开,每一组再通过凝胶电泳证明其分子大小及纯度,然后分别用电镜来观察各组样品。结果显示单体均为一个 10nm 的小体,二聚体则是两个相联的小体,同样三聚体和四聚体分别由三个小体和四个小体组成,表明 200bp 核苷酸的电泳片段长度级差恰好是 Olins 夫妇电镜下观察到的一个"绳珠"单位,遂提出了染色质结构的"绳珠"模型(beads on-a-string model),称其为核小体(nucleosome)。

核小体是染色质的基本结构单位,每个核小体由 8 个组蛋白分子和约 200bp DNA 链组成,染色质丝则是许多核小体串联而成的细丝。不同学者对染色质基本结构的研究结果虽然在细节上有些差异,但在整体上基本一致(图 10-4)。

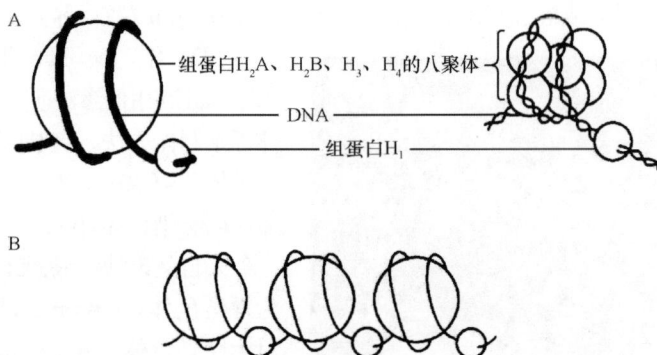

图 10-4　核小体的结构(引自刘权章,2006)
A. 核小体;B. 染色质纤维

1984 年,Klug 和 Butler 进一步指出,每个核小体由 5 种组蛋白和 200bp 组成。其核心颗粒是由 H_2A、H_2B、H_3 和 H_4 四种组蛋白各两个分子的八聚体和绕 1.8 圈的 147bp 组成,呈圆盘状,直径为 10nm。当 DNA 绕到两圈时,约用 165bp,并结合上一个 H_1 组蛋白分子,连接染色质小体之间的 DNA 分子称为连接区(linker),其长度约为 35bp。在此基础上,6 个核小体进一步螺旋缠绕成一个螺旋,形成外径 30nm、内径 10nm 的螺线管。螺线管进一步折叠成无数的襻环,平均每个 DNA 襻环包含 315 个核小体。每 18 个襻环以染色体支架为轴心呈放射状平面排列,形成微带。大约 10^6 个微带沿轴心支架纵向排列,构建成染色单体(chromatid)。

(四)染色体的形态特征

在细胞周期的不同时相,染色体的形态结构持续经历着凝聚和舒展的周期性变化。通常描述的人染色体形态是以有丝分裂中期染色体为标准,此时染色体达到凝缩的最高峰,其形态结构最为明显,有利于实验观察分析。

典型的中期染色体含有两条在形态结构和功能上完全相同的、棒状或带状的姐妹染色单体(sister chromatid),二者之间通过一个着丝粒(centromere)相连,一个染色体只有一个着丝点,因此对染色体计数时就是看着丝点的数目。姐妹染色单体外侧有动粒结构(kinetochore),是有丝分裂和减数分裂时染色体与纺锤丝相连接的部位,与染色体的运动有关。

以着丝粒为界将染色体分为两个臂:长臂(q)和短臂(p)。在着丝粒区,染色体向内凹陷,形成主缢痕或初级缢痕(primary constriction),一般着色较浅。有些染色体的长臂或短臂上末端会有一段狭窄或浅染区,称副缢痕(secondary constriction)。副缢痕的末端有球状或棒状的随体(satellite),这是识别染色体的重要特征之一。

染色体的末端有特殊的端粒(telomere)结构。端粒是一段由DNA和蛋白质形成的复合体,其DNA序列相当保守,由多个长度为5~8bp的寡核苷酸序列串联组成,可以保证线性DNA复制的完整性。

（五）人类染色体的基本类型

染色体长度可以通过着丝粒指数(centromere index)来进行衡量,着丝粒指数是指短臂长度占染色体全长的百分比。根据Levan(1964)所制定的人类染色体标准,着丝粒指数在50~37.5之间的染色体为中央着丝粒染色体(metacentric chromosome),在37.5~25之间为亚中着丝粒染色体(submetacentric chromosome),在25~12.5之间为近端着丝粒染色体(subtelocentric chromosome)（图10-5）。

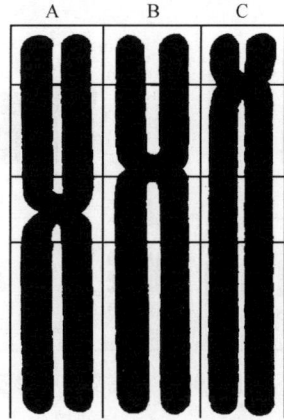

图10-5　人类染色体的基本类型
(引自刘权章,2006)
A. 中央着丝粒染色体;B. 亚中着丝粒
染色体;C. 近端着丝粒染色体

二、核　型

核型(karyotype)一词首先由苏联学者T.A.列维茨基和ЛI.杰洛涅等在20世纪20年代提出,是指某一个体或某一分类群的体细胞内全套染色体排列起来的图像,又称"染色体组型",它代表着某一个体染色体水平上的表型特征。对这些核型进行数目、形态结构特征的分析称核型分析(karyotype analysis)。

（一）非显带核型

伴随越来越多的染色体异常被发现,为避免各国（地)在病例描述上的混乱,1960年4月在美国Denver市召开了第一届国际细胞遗传学学术会议,讨论和确定了正常人核型的基本特点,并对人的染色体分群和命名的术语、符号、方法等做了统一规定,即Denver体制。Denver体制规定人类正常体细胞共有23对染色体,按其长度和着丝粒位置分为A、B、C、D、E、F、G共7个组,第1~22对染色体为常染色体,第23对染色体为性染色体。在描述一个核型时,首先要写出染色体总数,逗号紧随其后,最后为性染色体的组成,例如正常男性为(46,XY),女性为(46,XX)(表10-1,图10-6)。

表10-1　人类染色体分组及形态特征(非显带)

组号	染色体号	形态大小	着丝粒位置	随体	副缢痕	鉴别程度
A	1~3	最大	中央着丝粒(1、3号) 亚中央着丝粒(2号)	无	1号常见	可鉴别
B	4~5	次大	亚中央着丝粒	无		难鉴别
C	6~12,+X	中等	亚中央着丝粒	无	9号常见	难鉴别
D	13~15	中等	近端着丝粒	有	13号偶见	难鉴别
E	16~18	小	亚中央着丝粒(16号); 亚中央着丝粒(17、18号)	无	16号偶见	16号可鉴别 17、18号难鉴别
F	19~20	次小	中央着丝粒	无		难鉴别
G	21~22,+Y	最小	近端着丝粒	21、22有 Y无		难鉴别 Y可鉴别

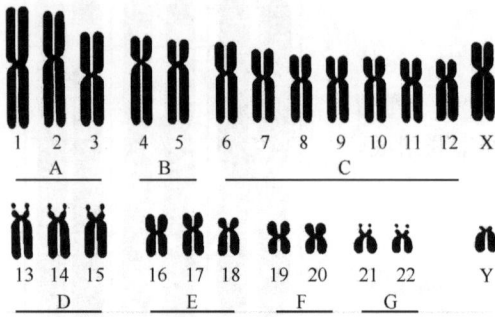

图 10-6 正常染色体核型图(非显带)

(引自刘权章,2006)

（二）显带核型

非显带制片染色法不易精确地识别和区分染色体。例如,在单纯用吉姆萨(Giemsa)染液染色的非显带染色体标本上,只能将所有染色体染成同一的颜色,而不能将每一染色体本身的特征完全显示出来,即使是最熟练的细胞遗传学家,也只能根据各染色体的大致特征(大小和着丝粒位置)较准确地识别出第1、2、3、16 号和 Y 等这几条染色体,对 B、C、D、F 和 G 组的染色体,则只能鉴别出属于哪一组,而对组内各染色体,特别是相邻序号的染色体,一般都难以区分。这种低分辨率极大地限制了非显带技术的临床应用,自 1959 年 Lejune 首次发现人类染色体病后的 10 年时间里,人们采用非显带技术仅发现了 10 多种染色体数目异常的染色体综合征。

1968 年,瑞典细胞化学家 T. O. Caspersson 等改进了传统的染色体染色技术,应用荧光染料使人类的 24 种染色体沿其长轴显示出一条条宽窄和亮度不同的带纹(包括带纹数多少,带纹宽窄、着色深浅的差异),不仅可以明确区分和识别出每条染色体,而且,根据每条染色体特异的带型特点还可以发现和检出染色体的缺失、重复、易位等各种结构畸变,从而使人类染色体病的检出诊断获得了迅速发展。这种用物理、化学因素处理后,再用染料对染色体进行分化染色,使每条染色体上出现明暗相间,或深浅不同带纹的技术称为显带技术(banding technique)。染色带的数目、部位、宽窄和着色深浅均具有相对稳定性,所以每一条染色体都有固定的分带模式,即称带型(banding pattern)。自 1968 年以来发展起来的各种显带技术已经成为研究核型的有力工具。

1977 年,在瑞典首都 Stockholm 召开的第五届国际人类遗传学会议上对 Denver 体制进行了重新修订,颁布了《人类细胞遗传学命名国际体制(ISCN)1978》。ISCN(1978)规定每一染色体都应看作是由一系列交替排列的带(band)组成,染色体上具有显著形态学特征的位点被称为界标(band mark),位于两个相邻界标之间的区域被称为区（region）。区和带均从着丝粒开始,沿每一染色体臂向外序贯地编定号数。靠近着丝粒的二个区分别标记为长臂或短臂的"1"区,其次由近往远侧排列为"2"区、"3"区等。作为界标的带属于此界标以远的区,并且称此带为该区的 1 带。被着丝粒一分为二的带则分别归属于长、短臂,记为长臂的 1 区 1 带和短臂的 1 区 1 带。对染色体的某一带进行描述时需要分别注明染色体、臂、区和带的序号,例如1p31 表示第 1 号染色体短臂的 3 区 1 带。

（三）显带技术的基本原理

染色体带型的形成主要取决于 DNA、核酸结合蛋白及染料三者的相互作用,主要是指 DNA 的碱基组成以其与结合蛋白形成的特定结构对染料分子的作用。1974 年,Summer 等的实验表明 DNA 分子的螺旋及折叠非组蛋白蛋白质的分布在染色体上呈区域性差异,这些差异导致二硫键与硫氢键分布不同,深染区由许多二硫键交联,因为它易与染料结合;而浅染区则缺乏二硫键、多硫氢键,不易与染料结合而呈浅色。此外,由于染色体内 DNA 的碱基分布不同而造成 DNA 螺旋,折叠的程度也不同,继而影响到结合蛋白的分布与构型,与染料结合后呈现深浅不同的带纹。

（四）染色体显带技术的分类

染色体带型是鉴别染色体的重要依据。染色体显带技术可分为两大类，一类是产生的染色带分布在整条染色体的长轴上，如：Q、G 和 R 带；另一类是局部性的显带，它只能使少数特定的区域显带，如 C 和 N 带。

1. Q 显带　为最早发明的显带技术。1968 年，Caspersson 用荧光染料氮芥喹吖因（quinacrine mustard，QM）处理染色体标本后，在荧光显微镜下，可使每条染色体因着色不同能够沿其纵轴显示出宽窄和亮度不同的荧光带，这种明暗相间的带纹即称 Q 显带（Q banding）。此技术显示的带纹即称 Q 带（Q band）。Q 显带的优点是受制片过程和热处理的影响较小，制片效果较好，带型鲜明。但由于荧光衰退快，持续存在的时间短，必须立即进行显微摄影。此外，由于 Q 显带技术需要荧光显微镜才能进行观察，所以不能为普通实验室所采用，临床应用较少（图 10-7）。

2. G 显带　最为普遍应用的带带技术。1971 年，Seabright 等发现先用胰酶处理处于分裂中期的染色体标本后，再用吉姆萨（Giemsa）染料染色，也能使染色体沿其纵轴显示出与 Q 带相类似的带纹，这种显带技术即称 G 显带（G banding）。需要注意的是在 Q 显带显示为亮带的部位，被 Giemsa 染成深带，而与 Q 显带的暗带相对应的部位则染成浅带。G 显带技术的优点是方法简单恒定，显示的带纹清晰，带型稳定，标本可以长期保存，更为重要的是 G 显带在普通显微镜上即可进行检查，故目前已成为普遍采用的常规方法。但 G 显带技术也存在不足，G 带显示的染色体末端均为浅带，因此难以识别染色体末端结构异常（图 10-8）。

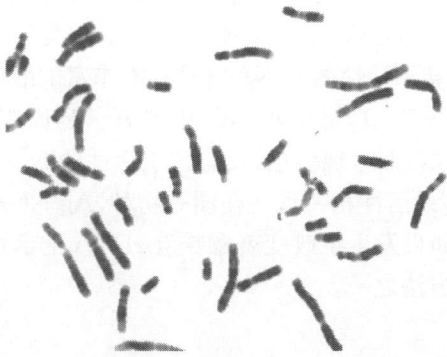

图 10-7　男性 Q 显带染色体（引自刘权章，2006）　　图 10-8　男性 G 显带染色体（引自刘权章，2006）

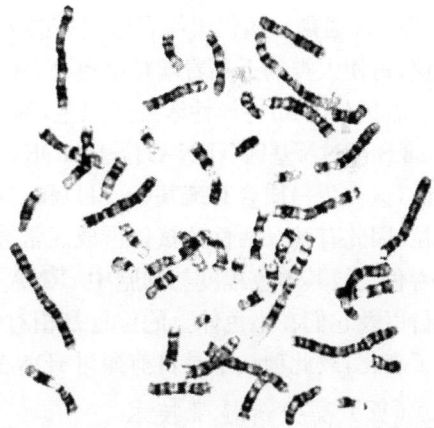

3. R 显带　染色体末端显带技术。1971 年，Dutrillaux 应用盐溶液预处理标本后再用 Giemsa 染色，则可显示与 G 带正好相反的带纹，即在 G 带深带相应的部位变为浅带，而在 G 带浅带相应的部位染成深带，故称反带（reverse band）或 R 带。与 G 显带技术难以识别染色体末端结构异常相比，R 显带技术正好能将此处显示为更易于识别的深带，因此 R 显带技术在研究染色体的末端缺失或结构重排等领域显示出更大的优势（图 10-9）。

4. C 显带　组成型异染色质显带技术。1971 年，Arrighi 和 T.C Hsu（徐道觉）应用 NaOH 或 Ba(OH)$_2$ 预处理染色体标本使 DNA 变性后，再在 SSC 溶液中、65℃ 的条件下使其复性，在受控制的条件下经 Giemsa 染色，可在染色体的特定部位显示深染条带，70 年代用原位杂交的方法证明深染的区域是包括着丝粒和副缢痕在内的结构异染色质的区域(通常该部位为浅染),也就是一般而言的 DNA 高度重复序列的区域,并使 Y 染色体长臂远侧着色,这一技术称 C 显带(C banding)。着丝粒和副缢痕的组成型特异染色质部位,以及 Y 长臂端部是多态性部位,故常用 C 显带技术进行多态性亲源分析和额外或异常染色体来源的研究(图 10-10)。

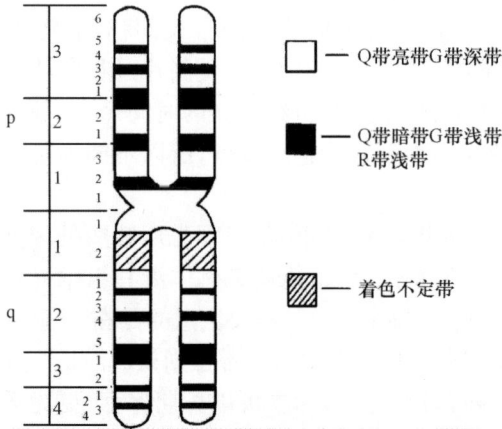

图 10-9　Q、G 和 R 显带染色体区别示意图(引自傅松滨,2004)

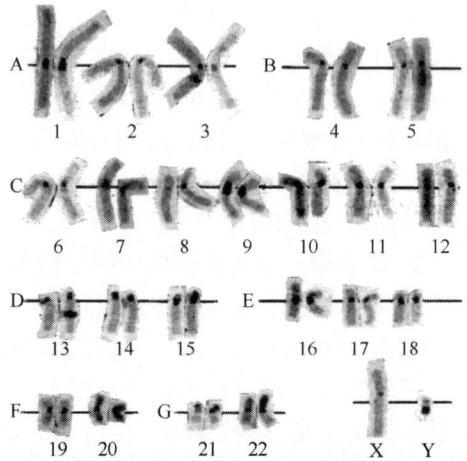

图 10-10　男性 C 显带染色体

5. N 显带　核仁组织者区显带技术。应用硝酸银预处理染色体标本后,再用 Giemsa 染色,可使人类的近端着丝粒染色体(第 13、14、15、21、22 号染色体)短臂副缢痕处的核仁组织者区(NOR)特异性浓染成黑色,称银染核仁组织者区(Ag-NOR)或 N 带。人类的 18 S 和 28 S rRNA 基因(rDNA)位于 NOR,由于具有转录活性的 rDNA 往往伴有丰富的酸性蛋白质,该类蛋白质含有疏基(—SH)和二硫键(—S—S—),能使 $AgNO_3$ 中的 Ag^+ 还原成 Ag 颗粒,因此有转录活性的核仁形成区常被镀上银颗粒而呈现黑色,没有转录活性的 NOR 则不着色。故其着色程度与细胞中 rRNA 基因的转录活性相一致。在同一物种,Ag-NOR 的数目以及它们在染色体上的位置是相对恒定的,如果发生了改变就意味着 rDNA 的活性发生了变化,故此项技术是目前探讨 rDNA 功能的方法之一。

（五）高分辨显带技术

染色体显带多少(即染色体的分辨力)与染色体的长度有直接关系,上述显带技术所用的染色体标本大多是用细胞分裂中期的分裂象制作的,此时的染色体收缩变短,可以显示的带纹数目有限,无法为染色体及其所发生的改变提供更多细节。

为提高染色体分辨率,1976 年 Yunis 对染色体标本进行改进,以甲氨蝶呤使细胞同步化,再使细胞短时暴露于秋水仙胺中,从而提出了对 400,550,850 和 1200 条带时期的染色体进行研究的技术,高分辨染色体应运而生。高分辨染色体(high resolution chromosome, HRC)是指通过某种处理,获得有丝分裂早期染色体(指晚前期、前中期、早中期染色体)分裂象,此时分裂象的染色体较中期染色体长,显带后可得到更多更细的带纹,从而提高了人类对染色体的分辨力,有助于发现更多、更细微的染色体结构异常,使染色体发生结构畸变的断裂点定位更加准确(图 10-11)。1980 年 5 月,人类细胞遗传学命名常务委员会在巴黎公布了《人类细胞遗传学高分辨显带命名国际体制（ISCN）1981》，在 ISCN（1978）年所制定的中期染色体带型命名规定的基础上提出了高分辨的晚前期和早中期染色体带型命名规定和模式图。

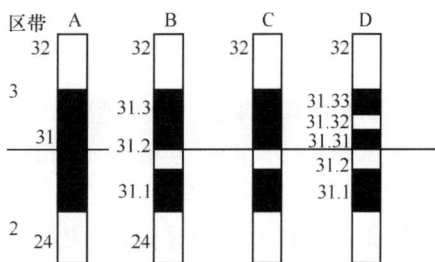

图 10-11　染色体高分辨显带（引自刘权章，2006）
A. 带；B、C. 亚带；D. 亚带再细分时的表示方法

（六）原位杂交技术

1969 年，Pardue 和 Gall 建立了原位杂交（in situ hybridization，ISH）技术。该方法是用一段已知 DNA 序列，用放射性核素标记后作为探针，与经过标记后与待测染色体 DNA 进行分子杂交，如果该探针与待测染色体上的同源序列（靶序列）互补结合，即可在间期核或染色体上原位显示杂交信号，即靶序列的位置。该技术的优势在于灵敏度高，可以精确地把某一 DNA 片段定位到某条染色体的特定区带上，但其最大的缺陷是要使用放射性元素，这极大地限制了此法的使用。

（七）荧光原位杂交技术

在 ISH 基础上发展起来的荧光原位杂交技术（fluorescence in situ hybridization，FISH）可以不用放射性物质标记 DNA，故又称非放射性原位杂交（non-radioactive in situ hybridization）或非同位素原位杂交（non-isotopic in situ hybridization）。与经典的 ISH 技术相比，FISH 技术具有快速、安全、经济等优点，已广泛应用于基因定位及染色体畸变的检测。其不足之处是待测的靶序列不能太小，如果小于 1 kb 则不易得出可靠的结果（图 10-12，彩图 3）。

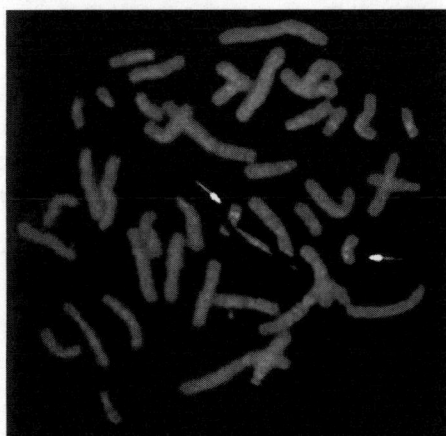

图 10-12　采用 FISH 技术对人 RNF114 基因进行染色体定位（引自马用信，2003）

三、染 色 体 病

染色体数目、形态或结构异常所引起的遗传性疾病统称为染色体病，是性发育异常及男女不育症、不孕症的重要原因，也是先天性心脏病、智力发育不全的重要原因之一。核型分析是确诊染色体病的最有效手段，通常情况下需首先收集受检者细胞，用秋水仙碱处理使之处于细胞分裂中期阶段，再制片检查染色体有无畸变、数目如何。

实验观察

实验一　人类性别鉴定方法

一、实 验 原 理

人类的性别，可以通过性染色体鉴别。另外，还可以从间期体细胞核内的 X 染色质、Y 染色质和嗜中性粒细胞分叶核上的鼓槌（drumstick）进行鉴别。

二、实 验 用 品

1. 材料 口腔黏膜上皮细胞。

2. 试剂 冰醋酸甲紫染液、5mol/L HCl、甲醇冰醋酸、95％乙醇溶液、0.5％盐酸喹吖因染液。

3. 仪器设备 普通显微镜、荧光显微镜、滴管、载玻片、盖玻片、染色缸、水浴箱、解剖镊、解剖剪、解剖针、刀片、酒精灯、吸水纸、拭镜纸、消毒牙签。

三、方法与步骤

（一）X染色质标本的制作和观察

将已制好口腔黏膜上皮细胞涂片置入95％乙醇溶液中,固定15分钟左右,取出晾干。然后用自来水冲洗约1分钟,让其在室温下干燥或烘干。将涂片用5mol/L HCl在室温下水解10分钟,流水冲洗半分钟,再用蒸馏水冲洗,晾干。最后,加1滴冰醋酸甲紫染液后立即盖上盖玻片,5～10分钟即可。用流水轻轻冲洗后,晾干,供镜检。

（二）Y染色质标本的制作和观察

用消毒牙签刮取男性口腔黏膜上皮细胞,制成涂片标本。滴入甲醇冰醋酸固定液1～2滴,将标本固定30～50分钟,让涂片在室温下干燥或用电吹风吹干。然后用0.5％盐酸喹吖因染料染色5～10分钟,流水冲洗(约3分钟),去余液。滴入适量的pH6.0缓冲液,盖上盖玻片,立即用吸水纸吸去多余的缓冲液,平放暗处约30分钟,即可镜检。

四、实 验 结 果

（一）X染色质

将已制好的玻片标本置低倍镜下观察,找到分散良好、彼此无重叠的细胞后,移至视野中央,转换高倍镜观察。在核膜完整而无皱褶的细胞中,X染色质通常紧贴于核膜内缘,其形态为一结构致密而染色较深的、轮廓清晰的小体。直径为$1\mu m$左右,呈圆形、三角形或小丘状(图10-13)。但凡位于细胞核中间,或核膜内缘与核中间同时出现的类似X染色质的结构,均有可能是其他核质凝聚物,故不能认为是X染色质。正常女性的口腔黏膜上皮细胞中,X染色质的出现率为17％～40％(出现率与个体不同生理状态有关),X染色质的数目为X染色体的数目减1,例如XXX个体有2个X染色质。所以,X染色质检查可做简易的核性别诊断。

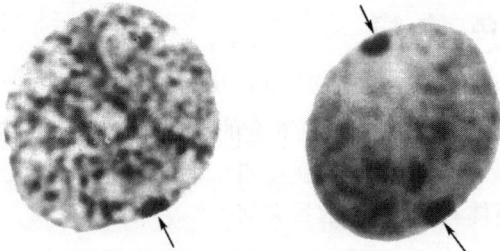

图10-13 人口腔细胞X染色质(引自刘权章,2006)
箭头所指为X染色质

（二）Y染色质观察

将已制作好的玻片标本用荧光显微镜观察。先在低倍镜下找到分散较好的细胞后,转换高倍镜仔细观察。若在细胞核近中心处见有一个发亮的小点,其直径约为$0.5\mu m$,这便是Y染色质(图10-14)。在男性的口腔黏膜上皮细胞中,其Y染色质的出现率为78％左右。Y染色质代表一条Y染色体,因此二者的数目相等。

［附］ 试剂的配制

1. 冰醋酸甲紫染液　取 30ml 冰醋酸放入三角瓶中，瓶口加棉塞，在酒精灯上加热至微沸，加入甲紫使其溶解，待冷却之后加入蒸馏水 70ml，经振荡后再静置 24 小时，过滤至棕色试剂瓶中备用。也可直接用甲紫溶液（紫药水）70ml，加入冰醋酸 30ml，即可使用。

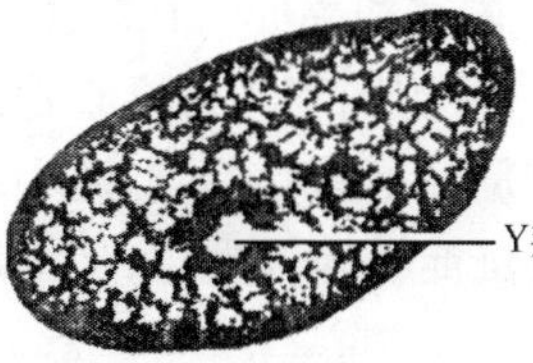

图 10-14　正常男性 Y 染色质

2. 0.5 盐酸喹吖因荧光染液　取盐酸喹吖因（QH）0.5g，溶于 100ml 的 pH6.0 磷酸盐缓冲液或柠檬酸盐缓冲液内。配制之后存放入棕色瓶中，置于 4℃冰箱内保存备用。

实验二　小白鼠骨髓细胞染色体标本的制备

一、实验原理

染色体是染色质在细胞分裂期中的存在形式，在有丝分裂的中期细胞中表现出典型形态。所以只有在中期才便于观察和计数。最常用的途径是从骨髓细胞、血淋巴细胞和组织培养的细胞中制备。骨髓细胞数量多，分裂旺盛，不需体外培养和无菌操作，便于取材。

为了便于结果观察，需要获得大量的处于中期分裂象的细胞。可以在处死动物前 3～4h 用秋水仙碱处理，利用其抑制微管组装的特点，使处于分裂期的细胞被阻断在中期，从而最大限度富集中期分裂象细胞。再经低渗处理、固定、滴片、染色等步骤，即可制作出理想的染色体标本。

二、实验用品

1. 材料　小白鼠股骨（体重 18～25g）。

2. 试剂　秋水仙碱（100μg/ml）、低渗液（0.075mol/L KCl）、甲醇冰醋酸（3∶1）固定液（临时配制）、吉姆萨（Giemsa）染液（实验前临时配制：吉姆萨染液以磷酸缓冲液稀释，比例为 1∶10）。

3. 仪器设备　离心机、显微镜、天平（0.1g）、染色盘架、恒温水育箱、注射器、解剖剪、解剖镊、离心管、吸管、试管架、冰载玻片、酒精灯、纱布、记号笔。

三、方法与步骤

1. 注射秋水仙碱　实验前 3～4h，给小白鼠腹腔注射秋水仙碱（2μg/g 体重）。由于秋水仙碱能抑制纺锤体的形成，从而使有丝分裂停止于中期（该步骤由教师完成）。

2. 取股骨　用颈椎脱臼法处死小白鼠，在盘中用剪刀剪开小白鼠后肢大腿上的皮肤和肌肉，暴露出股骨及其两端相连的关节，然后从两端关节头处分离下股骨，用纱布擦净骨上残余的肌肉和血液。

3. 收集细胞和低渗处理　先在离心管中加入 8ml 0.075mol/L KCl 低渗溶液（为什么使用此溶液），然后在股骨两端，剪去少量骨质使骨髓腔暴露（注意不能剪掉太多，以防骨髓细胞过多丢失）。用镊子夹住股骨中部，用注射器抽取离心管中的低渗溶液，将针头从股骨一端插入骨髓腔，冲洗腔内骨髓于离心管中，反复冲洗直至骨髓腔变白为止。37℃水浴 30min 左右，进行低渗作用。

4. 固定和离心 在终止低渗处理前 1～2min,加入固定液 0.1ml,用吸管轻轻吸液冲打混匀,进行预固定。将离心管做好标记,并将放于离心机对称位置的两支离心管,在天平上配平重量,以 1500r/min 离心 8min,用吸管小心吸去上清液,沿管壁加入固定液 5ml,并用吸管将沉淀物轻轻吹打,使细胞悬浮均匀。室温下固定 15～20min,根据情况可重复离心一次。

5. 制备骨髓细胞悬液 吸去上清液,在留有细胞的离心管中加入 0.3～0.5ml 固定液,用吸管轻轻吸液冲打沉淀制成细胞悬液。注意冲打时不要把悬液吸到吸管上部的宽大部分,以免细胞黏于管壁上而丢失。

6. 滴片 取一张冰冻载玻片,吸取细胞悬液,在离载玻片 20～30cm 的高度,滴 2～3 滴于冰载玻片上,轻吹片上的液滴,立即在酒精灯火焰上微烤,以便染色体铺展和分散,将玻片倾斜放置晾干。

7. 染色 将标本片平放于染色盘架上,用吉姆萨染液(以磷酸缓冲液稀释,比例为 1：10)染色 10min 左右,用水冲去多余染液,晾干。

8. 镜检 结合实验结果观察的描述,镜下观察分析。

四、实 验 结 果

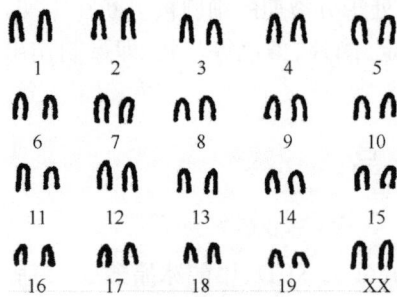

图 10-15　小白鼠骨髓细胞中期染色体核型(雌)

将制好的染色体标本片放在低倍镜下做全面观察,可见到许多大小不等被染成紫红色的呈圆形的间期细胞核,仔细寻找分散在它们之间的中期分裂象,选取染色体形态良好,分散适中的分裂象,移至视野中央,换用高倍镜(针对好的染色体形态可以再继续使用油镜)进行观察分析。小白鼠染色体一般呈"U"形,均为近端着丝粒染色体,染色体为 $2n=40$ 条,其 19 对为常染色体,一对为性染色体。X 染色体的大小介于 2 号与 3 号染色体之间,Y 染色体最小(图 10-15)。

[附]　试剂的配制

1. **秋水仙碱**(100μg/ml)　秋水仙碱 10.0mg;灭菌生理盐水 100ml。
2. **氯化钾低渗液**(0.075mol/L)　氯化钾 559 mg;蒸馏水 100ml。
3. **甲醇冰醋酸固定液**(临时配制)　甲醇 3 份;冰醋酸 1 份。
4. **Giemsa 染液**　Giemsa 染料 1g;甘油 66ml;甲醇 66ml;磷酸缓冲液(pH7.4)9ml。

实验三　人体外周血淋巴细胞染色体标本的制备及核型分析

一、实 验 原 理

人体外周血淋巴细胞体外培养具有迅速、容易的优点,但血液循环中淋巴细胞有丝分裂指数(细胞分裂比率)较低。在体外人工培养条件下,加入植物血凝素(PHA)可促进淋巴细胞转化为淋巴母细胞,进行有丝分裂,在培养终止前数小时加入适量秋水仙碱(或秋水仙胺),使分裂细胞停止于中期。低渗处理可使转化的淋巴细胞膨胀,离心去掉红细胞膜碎片,再用固定液处理,使染色体结构保持不变,有助于获得清晰、分散的染色体。最后经空气干燥法制片,Giemsa 染色,可得染色体标本。

二、实 验 用 品

1. 材料 人外周血。

2. 试剂 RPMI 1640(或 Eagle's 液)、胎牛血清、肝素、1% 植物血凝素(PHA)、5% NaHCO$_3$ 溶液、10μg/ml 秋水仙碱溶液(或同浓度秋水仙胺)、0.075mol/L KCl 溶液、1mol/L HCl、三蒸水、双抗(青霉素、链霉素)、Giemsa 染液、pH6.8 磷酸缓冲液、冰醋酸、甲醇。

3. 仪器设备 超静工作台(或无菌操作箱)、恒温培养箱、离心机、真空泵、抽滤瓶、抽滤漏斗(G$_5$ 或 G$_6$)、刻度离心管、25ml 组织培养平、1ml 和 2ml 注射器及针头、消毒用酒精棉球与碘酒棉球、载玻片、试镜纸、长吸管、电吹风。

三、方法与步骤

(一)培养

1. 采血和培养 用无菌注射器抽取 500pg/ml 的肝素 0.2ml,润湿针管,然后将多余的肝素弃去。常规消毒被检者的肘部皮肤,从肘部静脉采血 1ml,分装于盛有 5ml 培养液(含 1.5 mg PHA)的培养瓶中,每瓶装人全血 10 滴(7 号针头),摇匀,静置于 37℃ 恒温培养箱中,培养 68~72h。

2. 秋水仙碱处理 终止培养前 4~6h,加入 10μg/ml 秋水仙碱 0.2ml,使最终浓度为 0.4μg/ml。轻轻摇匀,放回培养箱中,继续培养 4~6h。

(二)低渗处理

1. 收集细胞 用吸管将培养物混匀,并移至 10ml 刻度离心管中,以 1000r/min 离心 8min。

2. 低渗处理 取其上清液,加入预热至 37℃ 的 0.075mol/L KCl 溶液,用吸管打匀,放回 37℃ 水浴锅中,静置 15min。

(三)固定

1. 预固定 低渗 15min 后,加入 1ml 新配制的固定液(甲醇:冰醋酸为 3:1),打匀。静置 15min,以 1000r/min 离心 8min。

2. 固定 除去上清液,加入固定液 8ml,打匀。静置 30min,以 1000r/min 离心 8min。

3. 再固定 除去上清液,加入固定液 8ml,打匀。静置 30min,以 1000r/min 离心 8min,除去上清液。视细胞数量的多少,加入少许固定液,制成细胞悬液。

(四)制片

1. 滴片 用吸管吸取上述细胞悬液 3~4 滴,滴于经冰水处理的清洁载玻片上,随即呼气吹片,使细胞散开,用电吹风吹干或自然干燥。

2. 染色 用 1:10 的 Giemsa 染液染色 15~20min,自来水冲洗,干后镜检。

四、实验结果

取上述制好的正常人体细胞染色体玻片标本,先用低倍镜观察,选择染色体分散良好,无重叠的分裂中期细胞,转至油镜分析。首先计数该细胞染色体总数,再观察染色体形态,每条染色体含两条染色单体,由着丝粒相连,注意每条染色体的大小和着丝粒的位置。区分中央着丝粒染色体、亚中着丝粒染色体和近端着丝粒染色体。

正常人体细胞的核型分析

根据国际遗传会议提出的标准,即按照染色体长度和着丝粒位置以及其他特征,将人类体细胞染色体分为七组如表10-1,根据上述特征,将实验指导附页上的染色体图片剪下,先数图片中每个分裂象的染色体总数,按上表中各组染色体的特征,用铅笔在每个染色体旁标出其组号,标完后检查一遍,然后按组将染色体剪下。再在各组内分辨染色体序号(不可能分辨很准确,但要求组不要分错)。将剪下的染色体分组、按顺序、遵循丹佛体制(Denver system),按图10-16或图10-17格式贴在实验报告纸上(注意短臂向上,长臂向下,不要倒贴),并写出核型。

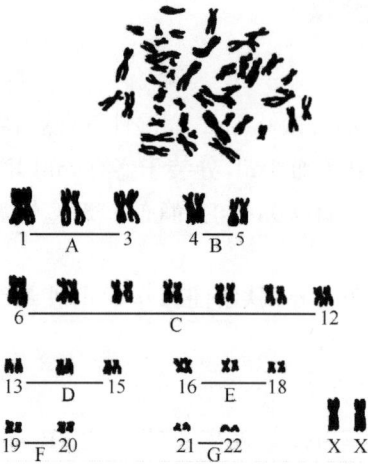

图 10-16　正常女性核型　　　　　　图 10-17　正常男性核型

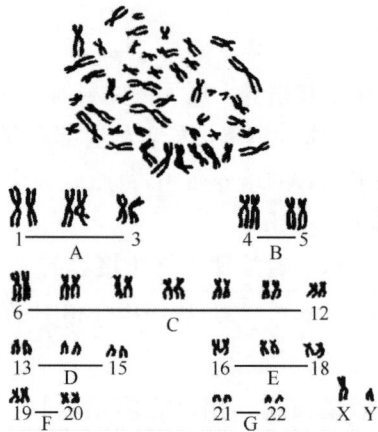

五、作　业

用附页照片剪贴、分析人染色体正常核型。

小结

染色质和染色体均是由 DNA 和相关蛋白共同组成的同一种物质在细胞周期的不同阶段的不同形态和存在形式,也是遗传信息的载体。在间期,以丝状染色质的形式存在,核小体是基本结构;进入分裂期,通过多级压缩,形成的染色体,并分配到子细胞。中期染色体包括着丝粒,主、副缢痕,长、短臂,随体,端粒等结构。人类的染色体数目、特征、结构构成自身核型,对核型的分析是成为识别和诊断人类各种染色体病的基础。

知识扩展

一、染色体数目的确定

人类染色体数目的确定曾有过一段曲折的历史。

1907年细胞学家Von Winniwarter计数人的染色体数目,他所得的结果是人的细胞有47条染色体,其中46条组成23对,另一条为"副"染色体(后来确认为X染色体)。

1921年美国得克萨斯大学遗传学家T. S. Painter以人类睾丸为材料,用新的染色技术发现了存在于男性细胞中的Y染色体,但观察的染色体数很不一致。1923年他最终认定人共有48条染色体,女性是46+XX,男性是46+XY。

1944年诺贝尔物理学奖获得者奥地利生物学家薛定谔(Erwin Schrodinger)在其撰写的经典论著《生命是什么——活细胞的物理学观》一书里也认为人类染色体为48条(24对),这一结果在20世纪50年代以前被普遍接受,并在各种科学教科书和百科全书中沿用了数十年。

1952年得克萨斯大学华裔生物学家T. C Hsu(徐道觉)将他人无意间错配的KCl低渗透液运用到人类染色体的制备实验上,结果发现低渗液远比等渗液效果好,得到的染色体得以更好地铺展,不再重叠,可以更清晰地进行观察。利用低渗液处理染色体标本是人类细胞遗传学和脊椎动物细胞遗传学得以发展的一个重要转折,是现代染色体研究中不可缺少的一个环节。

1955年Joe Hin Tjio(庄有兴)和他的同事A. Levan采用了徐道觉的低渗透液技术,以人胚肺细胞为材料制备染色体标本,对人染色体数目再次进行核对,他们把分裂中期的染色体制片照成相片,然后把相片上的染色体一一剪下,逐对排列起来,制成染色体核型,这样就把一团杂乱的染色体理出了头绪。根据染色体核型分析,他们否定了Painter的计数结果,最终确定人染色体数是46而不是48条染色体,并于1956年公布了这一发现。1963年因为对人类染色体数目的确定做出了巨大贡献,Tjio和Levan共同荣获了美国肯尼迪国际奖。

二、性染色质与Lyon假说

1949年,Barr等在雌猫神经细胞核的核膜内缘发现一个雌猫细胞特有的浓染小体(Barr小体),而雌猫细胞核中则没有。其后,在其他雌性哺乳动物以及人类女性的间期细胞核中也发现有这种小体,而雄性动物和男性细胞核中则没有。

为什么具有两条X染色体的正常女性有此浓染小体,而有一条X染色体和一条Y染色体的正常男性却没有这一浓染小体?为什么具有两条X染色体的女性其X染色体的基因产物并不比只具有一条X染色体的男性多呢?为什么某些X连锁隐性基因纯合发病的女性患者(X^aX^a)其病情并不比半合子发病的男性(X^aY)重呢?针对Barr小体被发现后而产生的系列上述问题,以及注意到临床一些性畸形病例中,其X染色质数比X染色体数少1的现象,1961年,Mary Lyon提出了X染色体失活的假说即Lyon假说,对上述问题进行了解释,其假说的要点如下:①正常女性(或雌性哺乳动物)的两条X染色体,在间期细胞核中,只有一条具有转录活性,另一条在遗传上是失活的,它在间期核高度螺旋化而呈异固缩的染色质。这条失活的X染色体不能进行转录。因此,正常女性虽有两条X染色体,但她的X染色体基因产物也与只有一条X染色体的正常男性(46,XY)一样,这种现象即为剂量补偿。②发生失活的X染色体是随机的,既可以来自于父亲,也可以来自于母亲。但是,当一个细胞特定的那条 X 染色体失活后,由这一细胞增殖的所有子代细胞总是这条 X 染色体失活。③X 染色体失活发生在胚胎发育的早期。在女性胚胎发育初期,所有细胞的两条 X 染色体都具有活性。至胚胎发育早期(在人类约在妊娠的第 16 天),其中一条 X 染色体即发生了随机失活。

但是,Lyon 假说不能解释下述一些问题:①既然一个个体中不管其 X 染色体的多少,只有一条 X 染色体有活性,那为什么 47,XXY 的个体性征不同于正常的 46,XY 个体?②同样,为什么 45,X 的个体性征不同于正常的 46,XX 个体?③为什么 X 染色体数越多的个体,其临床症状越严重? 这些问题都有待于今后随着科学的发展不断去补充和完善。

英文词汇

染色体	chromosome	着丝粒	centromere
染色质	chromatin	主缢痕	primary constriction
核小体	nucleosome	次缢痕	secondary constriction
染色单体	chromatid	核型	karyotype
端粒	telomere	核型分析	karyotype analysis

复习题

1. 简述人类染色体的形态结构与分类?
2. 简述人类染色体的核型及核型分析技术?
3. 比较各种染色体显带技术的利弊?

(杨 平 李敏惠)

第十一章　单基因遗传病

学习目标

1. 掌握常染色体显性、常染色体隐性遗传病、X连锁隐性遗传病的传递方式;系谱的概念、用途及分析方法。

2. 熟悉X连锁显性遗传病和Y连锁遗传的传递特点。

理论基础

一、单基因遗传病的概念和分类

从基因水平来看,根据控制遗传病相关基因的多少,可以概括地将人类遗传病的遗传方式分为两大类:单基因遗传病和多基因遗传病。单基因遗传病(monogenic disorder)系指疾病的发生主要受一对等位基因控制,其传递方式符合孟德尔遗传定律,故又被称为孟德尔式遗传病。多基因遗传病除受两对以上等位基因控制之外,还受到环境等复杂因素的影响。

在单基因遗传病中,根据致病基因所在染色体不同(常染色体或性染色体)以及该基因性质的不同(显性或隐性),可将人类单基因病分为三种主要遗传方式:①常染色体遗传,包括常染色体显性遗传(autosomal dominant inheritance,AD)和染色体隐性遗传(autosomal recessive inheritance,AR);②X连锁遗传,包括X连锁显性遗传(X-linked dominant inheritance,XD)和X连锁隐性遗传(X-linked recessive inheritance,XR);③Y连锁遗传(Y-linked inheritance)。

二、系谱与系谱分析

研究人类性状(包括疾病性状)的遗传规律不能采用杂交试验方法,因而必须需要一些研究人类遗传方式的特殊手段。系谱分析法(pedigree analysis)便是其中最常用的方法。系谱(pedigree)是指从先证者入手,追溯调查其所有家族成员(直系和旁系亲属)、亲属关系及某种遗传病的分布资料,并按照一定格式将这些资料绘制而成的图解。先证者是指某个家族中第一个被发现的罹患某种遗传病的个体。

系谱中不仅要包括患有某种疾病的个体,也应包括其家族正常成员。根据绘制成的系谱图,可以对该家系进行回顾性分析,以便确定所发现的疾病是否有遗传因素的作用及其可能的遗传方式,从而为其他具有相同遗传病的家系或患者的诊治提供依据。必须注意的是,有时,在对某种遗传病做系谱分析时,仅依据一个家族的系谱资料往往不能反映出该病的遗传方式的特点。通常需要将多个具有相同遗传病的家族的系谱做综合分析(统计学分析),才能比较准确而可靠地做出判断。绘制系谱的常用符号见图11-1。

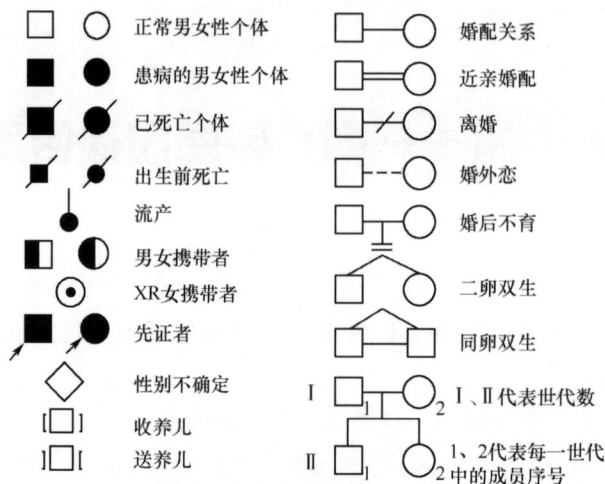

图 11-1　绘制系谱的常用符号

三、单基因遗传病遗传特点

（一）常染色体显性遗传病

一些疾病,其致病基因位于 1～22 号常染色体上,杂合子的情况下即可发病,这类疾病称为常染色体显性遗传病(AD 病)。由于致病基因在群体中频率很低,因此,患者往往是杂合子(Aa),而且通常是正常纯合子个体(aa)和杂合子患者(Aa)之间的婚配(图 11-2)。

AD 病的遗传具有如下特点:

（1）由于致病基因位于常染色体上,故致病基因遗传与性别无关,男女发病机会相等。

（2）患者双亲中必有一位是患者,但绝大多数为杂合子,患者同胞中约有 1/2 可能性也为患者。

（3）系谱中可见本病的连续传递,即通常连续几代都可以看到患者。

（4）双亲无病时,子女一般不会患病(除非有新的突变发生)。

（二）常染色体隐性遗传病

一些疾病,其致病基因位于 1～22 号常染色体上,只有隐性纯合子(aa)即突变基因的纯合子个体才表现为疾病,该类遗传病称为常染色体隐性遗传病(AR 病)。患者致病等位基因 aa 分别来自双亲,因而患者双亲均为表型正常的携带者(Aa),故 AR 病患者往往是两个携带者间的婚配所生后代(图 11-3)。

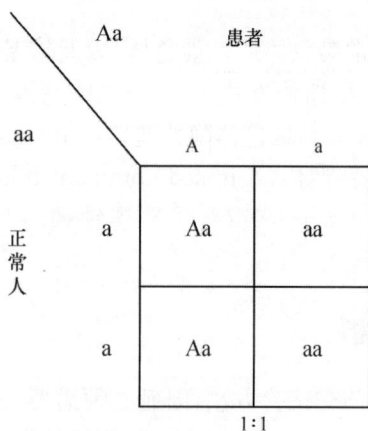

图 11-2　AD 患者与正常人婚配图
（引自傅松滨,2004）

AR 病的遗传具有如下特点:

（1）由于致病基因位于常染色体,故其发生与性别无关,男女发病机会相等。

（2）系谱中患者的分布往往是散发的,通常看不到连续传代现象。

（3）患者的双亲表型往往正常,但都为致病基因携带者,此时出生患儿的概率约为 1/4,患儿的正常同胞中有 2/3 的概率为携带者。

（4）近亲结婚时，子女中隐性遗传病的发病率要比非近亲婚配者高得多（他们来自共同祖先，往往具有某种共同基因）。

（三）X连锁隐性遗传病

某些疾病，其致病基因位于 X 染色体上，其性质是隐性的，即杂合时并不发病，该类遗传病称为 X 连锁隐性遗传病（XR 病）。在 X 连锁隐性遗传中，若突变基因用 X^b 表示，则正常男性的基因型为 X^BY，正常女性基因型为 X^BX^B、X^BX^b；男性患者基因型为 X^bY，女性为 X^bX^b。群体中，通常可以看到两种婚配方式，即①男性患者（X^bY）与正常女性（X^BX^B）之间的婚配，他们所有子女表型都正常，但由于交叉遗传所有女儿均为携带者（图 11-4）；②女性携带者（X^BX^b）与正常男性（X^BY）婚配，其中儿子 1/2 患病，1/2 为正常，而所有女儿表型均正常，但 1/2 为携带者（图 11-5）。

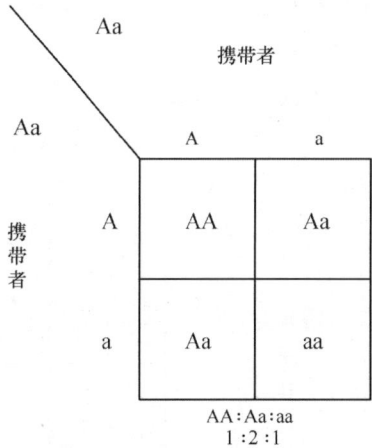

图 11-3 AR 病两个携带者婚配图
（引自傅松滨，2004）

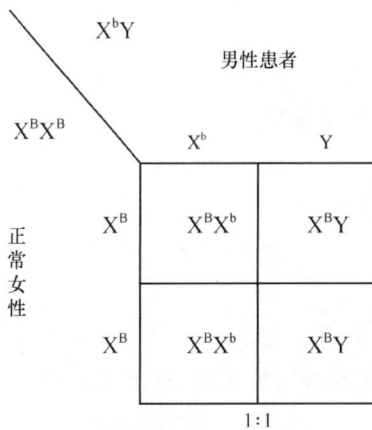

图 11-4 XR 男性病人与正常人婚配图解
（引自傅松滨，2004）

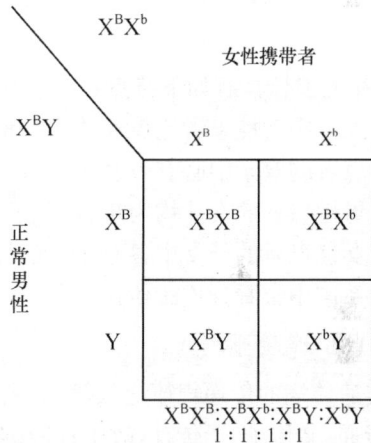

图 11-5 XR 女性携带者与正常男性婚配图解
（引自傅松滨，2004）

XR 病的遗传具有如下特点：

（1）人群中男性患者远多于女人，系谱中往往只有男性患者。

（2）双亲无病时，儿子可能发病，女儿则不会发病；若儿子发病，母亲一定是携带者，女儿也有 1/2 的概率为携带者。

（3）男性患者的兄弟、外祖父、舅父、姨表兄弟、外甥、外孙也有可能是患者。

（4）如果女性是患者，其父亲也一定是患者，母亲一定是携带者。

（5）由于男性患者的子女都是正常的，所以代与代之间可见明显的不连续（隔代遗传）。

（四）X连锁显性遗传病

某些疾病，其致病基因位于 X 染色体上，杂合时即发病，这类疾病称为 X 连锁显性遗传病（XD 病）。在 X 连锁显性遗传中，若突变基因用 X^A 表示，则正常男性的基因型为 X^aY，正常女性基因型为 X^aX^a；男性患者基因型为 X^AY，女性为 X^AX^a 和 X^AX^A（但一般都是 X^AX^a）。XD 病常见的婚配类型为：①女性杂合子患者（X^AX^a）与正常男性间的婚配，子女中各有 1/2

的概率为患者(图 11-6);②男性患者与正常女性之间的婚配,子女中女儿都发病,儿子均正常(图 11-7)。

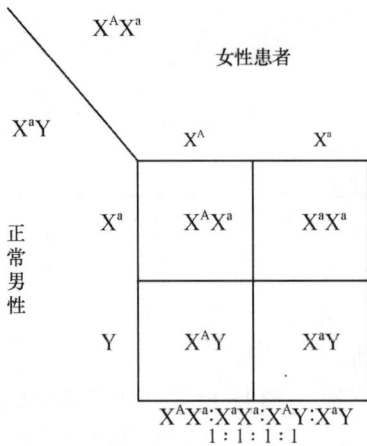

图 11-6　XD 女性病人与正常男性婚配图解
(引自傅松滨,2004)

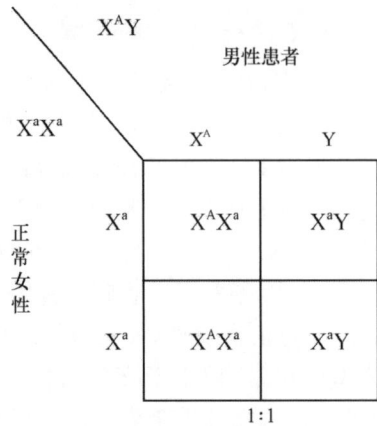

图 11-7　XD 病人与正常女性婚配图解
(引自傅松滨,2004)

XD 病的遗传具有如下特点:

(1) 人群中女性患者比男性约多一倍,但前者病情常较轻。

(2) 患者的双亲中必有一名是患者。

(3) 男性患者的女儿均为患者,儿子全部正常。

(4) 女性患者的子女中各有 1/2 的概率是患者。

(5) 系谱中常看到连续传代现象。

(五) Y 连锁遗传

该类遗传病的传递规律比较简单,具有 Y 连锁基因者均为男性,这些基因将随 Y 染色体进行传递,父传子、子传孙,故也称限雄遗传。

实验观察

实验　系谱分析实例

一、实 验 原 理

运用遗传规律,对所提供的各系谱针对所提出的问题进行分析讨论,并注意用医学遗传学理论解释系谱中出现的特殊现象,预测一些个体今后产生遗传病后代的概率。

二、实 验 内 容

(1) 指出下列三个系谱(图 11-8)中所显示的"疾病"可能的和不可能的遗传方式,为什么?

(2) 试指出下列系谱中(图 11-9～图 11-16)所显示的疾病的遗传方式,其判断依据是什么?

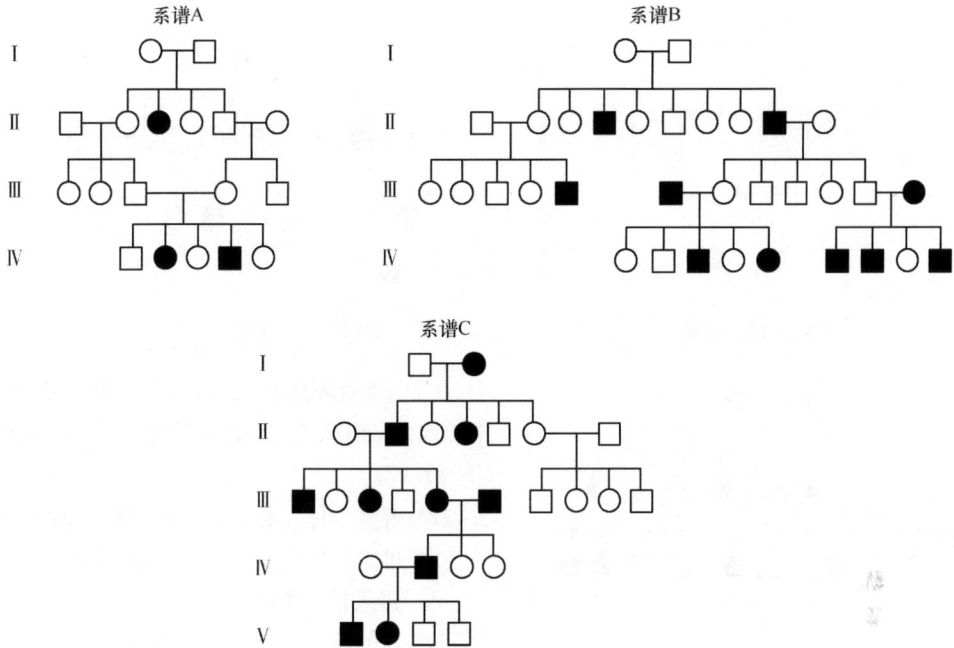

图 11-8　三例遗传病家系系谱

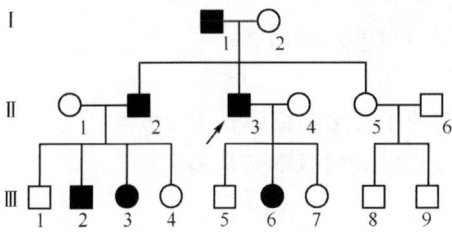

图 11-9　系谱

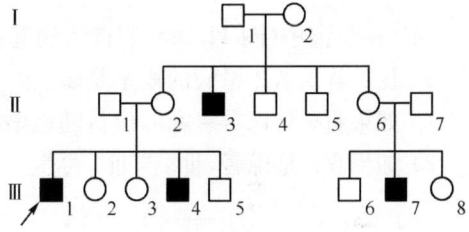

图 11-10　系谱

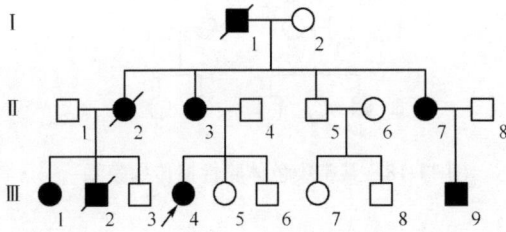

图 11-11　系谱

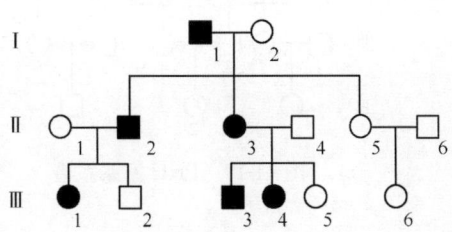

图 11-12　系谱

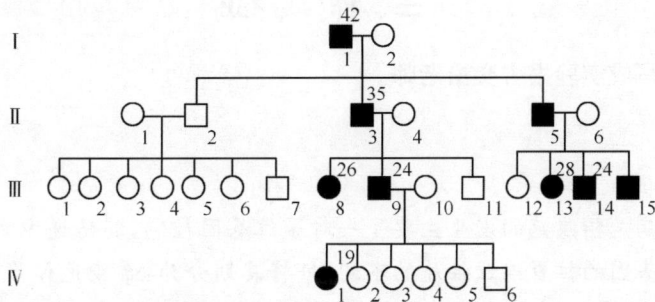

图 11-13　系谱

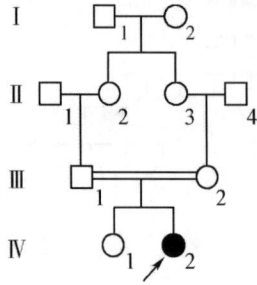

图 11-14　系谱

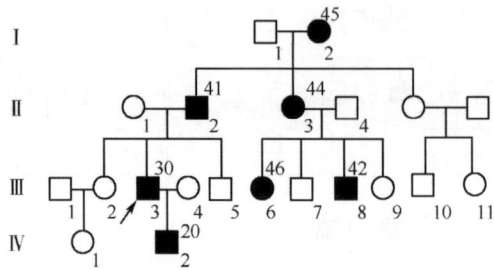

图 11-15　系谱

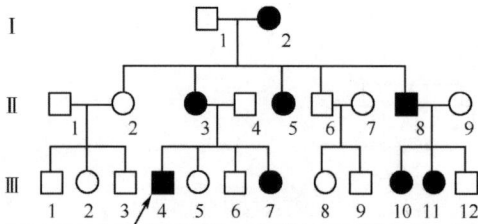

图 11-16　系谱

（3）苯丙酮尿症（PKU）是一种氨基酸代谢异常疾病，临床上表现为智能低下。关于系谱（图 11-17）。

1）哪些个体是肯定的 PKU 疾病基因携带者？

2）Ⅲ2 是疾病基因携带者的概率是多少？

3）如果Ⅲ3 和Ⅲ4 结婚，他们第一个孩子是 PKU 患者的概率是多少？若第一个孩子是 PKU 患者，则第二个孩子是患者的概率又是多少？

（4）在系谱中（图 11-18）（假设致病基因频率为 1/100），请回答：

1）Ⅳ1、Ⅳ2、Ⅳ3 患病的概率是多少？

2）如果Ⅲ6 与正常家庭的成员随机婚配，他们的子女患病概率是多少？

3）如果Ⅳ2 是患者，Ⅲ3 与Ⅲ4 再生一个孩子，其患病的概率又是多少？

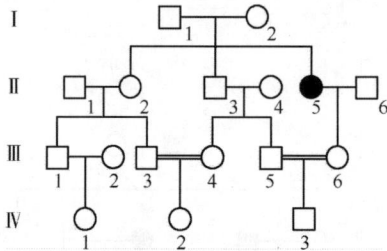

图 11-17　PKU 家系系谱

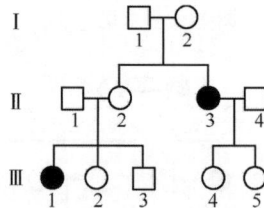

图 11-18　某常染色体隐性遗传病家系

三、作　业

讨论结果并写成实验报告交给老师。

小　结

单基因遗传病是指疾病的发生主要受一对等位基因控制，其传递方式符合孟德尔遗传定律。根据致病基因的位置以及性质的不同，可将其划分为：常染色体显性遗传、染色体隐性遗传、X 连锁显性遗传、X 连锁隐性遗传以及 Y 连锁遗传。

系谱是指将调查患者家族成员所得到的该病或性状发生情况的资料,按一定格式绘制成图解,可用于判断单基因病的遗传方式。

知识扩展

系谱分析与单基因病再发风险率的估计

单基因病的遗传方式符合孟德尔遗传定律,应用系谱分析可确定其遗传方式。进行系谱分析时应注意:①系谱分析的完整性、系统性和可靠性,至少有三代以上的家庭成员;家系成员要逐个查询,关键成员不可遗漏,死亡者(包括婴儿死亡)须明确死因;是否近亲结婚,有无死胎和流产史也要记录在系谱中。②AD病是否存在外显不全和延迟显性。③有些家系中除先证者外找不到其他患者,因而很难从系谱中判断其遗传方式,更不可因患者在家系中是"散发的",而盲目地定为AR。如假肥大型肌营养不良是一种致死的XR病,约有1/3的病例由新的基因突变引起。④显性与隐性的相对性,同一遗传病因采用不同的观察指标而得出不同的遗传方式,从而影响发病风险的估计。如在临床上,镰状贫血病纯合子(HbsHbs)有严重的贫血,而杂合子(HbAHbs)在正常情况下无贫血,因此,这时突变基因(Hbs)对HbA来说被认为是隐性;然而,当处于低氧分压状态下,杂合子的红细胞也可形成镰刀状,所以在细胞水平观察红细胞呈现镰刀状,此时,Hbs对HbA来说是显性;但从镰状细胞数理解,来自杂合子的红细胞形成少量镰状细胞,其数目介于正常纯合子(HbAHbA)与突变基因纯合子(Hbs Hbs)之间,故呈不完全显性遗传。

遗传方式是进行单基因病再发风险率的估计的基础。作为遗传咨询的核心内容以及遗传病预防的主要手段之一,再发风险率的估计是指曾生育过遗传病患儿的孕妇再生育同种患儿的概率。如果根据咨询者提供的信息能明确推定亲代的基因型时,子代的再发风险率可按孟德尔定律和系谱的特点进行估算。

1.AD病　患者一般为杂合子,如果夫妻一方是患者,子女再发风险率为1/2,已生育一胎患儿后再发风险率仍为1/2。如果夫妻双方都为患者,则子女发病风险为3/4。双亲正常其子女一般不发病。在进行AD病的遗传咨询时,要注意疾病的表现是否存在不完全外显。当外显率降低时会造成许多遗传病与孟德尔定律的预期值不相符,此时临床上未发现发病个体,仍可能带有致病基因,其子女的发病风险仍为1/2。

2.AR病　若夫妻双方均为肯定携带者,则子女发病概率为1/4,不论生育多少个患儿,再生患儿的风险仍为1/4。若夫妻一方为肯定携带者,而另一方为患者,则子女发病概率为1/2。若夫妻一方为正常纯合子,另一方为患者,则子女均为隐性致病基因携带者。在罕见情况下,若夫妻双方均为患者,则子女发病概率为100%。

3.XR病　临床上常见的情况有:①正常女性与男患者婚配,女儿均为携带者,儿子均正常;②女携带者与正常男性婚配,儿子有1/2可能患病,女儿均不患病,但有1/2的可能为携带者。

4.XD病　人群中XD病较少见,女性发病率高于男性,但女患者症状较轻。男患者与正常女性婚配所生女儿都发病,儿子都正常;女患者与正常男性婚配,所生子女各有1/2可能患病。

英文词汇

常染色体显性遗传	autosomal dominant inheritance	系谱分析	pedigree analysis
常染色体隐性遗传	autosomal recessive inheritance	先证者	proband
抗肌萎缩蛋白	dystrophin	X 连锁显性遗传	X-linked dominant inheritance
基因诊断	gene diagnosis	X 连锁隐性遗传	X-linked recessive inheritance
单基因遗传病	monogenic disorder	Y 连锁遗传	Y-linked inheritance

复习题

1. 单基因遗传病按其遗传方式可分为哪几类？它们各有何遗传特点？
2. 什么是系谱？有何作用？

（李　亚）

第三篇　综合性实验

第十二章　综合性实验

学习目标

　　综合性实验是指实验内容涉及本课程的综合知识或与本课程相关课程知识的实验,其目的是培养学生解决问题的系统思维能力和综合动手能力。

实验观察

实验一　小白鼠腹腔巨噬细胞吞噬活动的观察

一、实验原理

　　高等动物体内存在着具有防御功能的吞噬细胞系统,它由粒细胞系和单核细胞等白细胞构成,是机体免疫系统的重要组成部分。在白细胞中,以单核细胞和粒细胞的吞噬活动较强,故它们常被称为吞噬细胞。当单核细胞在骨髓中形成后会进入血液,通过毛细血管进入肝、脾、淋巴结及结缔组织中进一步发育,分化为巨噬细胞。巨噬细胞是机体内的一种重要的免疫细胞,具有非特异性的吞噬功能,当机体受到细菌等病原体和其他异物入侵时,巨噬细胞将向病原体或异物游走(趋化性),当接触到病原体或异物时,伸出伪足将其包围并进行内吞作用,将病原体或异物吞入细胞,形成吞噬泡,进而初级溶酶体与吞噬泡发生融合,将异物消化分解掉。

二、实验用品

　　1. 材料　小白鼠。

　　2. 试剂　6％淀粉肉汤(含台盼蓝)、生理盐水、1％鸡红细胞悬液。

　　3. 仪器设备　显微镜、试管架、小试管、2ml 注射器、手术刀、手术剪、小镊子、载玻片、盖玻片、移液管、吸管、橡皮吸球、吸水纸、记号笔。

三、方法与步骤

　　1. 巨噬细胞的诱生　在实验前三天,每天向小白鼠腹腔注射 6％的淀粉肉汤 1ml(含0.4％台盼蓝),以刺激小白鼠的腹腔产生较多的巨噬细胞(该步骤由教师完成)。

　　2. 鸡红细胞悬液注射　每组取一只经上述处理的小白鼠,腹腔注射 1％鸡红细胞悬液0.5～1ml ,然后轻揉小鼠腹部,使鸡红细胞分散。

3. 处死   30 分钟后,用颈椎脱臼法处死小鼠。

4. 取材   迅速剖开腹腔,往腹腔中注入 0.5ml 生理盐水,用牙签轻轻将腹腔液和生理盐水混合均匀,用未装针头的注射器抽取腹腔液。

5. 制装片   将腹腔液滴在载玻片上,然后盖上盖玻片,每人制片一张。

6. 镜检   结合实验结果的描述,镜下观察分析。

四、实 验 结 果

取制备好的临时装片置于光镜下,将光线调至稍暗,先用低倍镜找到标本,再转成高倍镜仔细观察。在标本中可以见到许多含蓝色颗粒的圆形或不规则形状的细胞,这便是巨噬细胞,蓝色颗粒是巨噬细胞吞噬含台盼蓝的淀粉肉汤后形成的吞噬泡(台盼蓝在此起标记巨噬细胞的作用)。还可见少量淡黄色椭圆形有核的鸡红细胞,慢慢移动玻片标本,仔细观察巨噬细胞吞噬鸡红细胞的过程:有的鸡红细胞(1 个至多个)紧贴于巨噬细胞表面;有的巨噬细胞已将一个至数个鸡红细胞部分吞入;有的巨噬细胞已吞入一个或几个红细胞,形成椭圆形吞噬泡;有的巨噬细胞内的吞噬泡已与溶酶体融合,正在被消化,体积缩小呈圆形。

五、思 考 题

(1) 为什么巨噬细胞会吞噬含台盼蓝的淀粉肉汤?

(2) 吞噬细胞的吞噬活动涉及细胞膜的什么功能?

[附]   试剂的配制

1. 含台盼蓝的 6%淀粉肉汤   牛肉 0.3g;蛋白胨 1.0g;氯化钠 0.5g;台盼蓝 0.3g;可溶性淀粉 6.0g;蒸馏水 100ml。

将上述各成分混匀,煮沸灭菌,置 4℃冰箱中保存备用,用时水浴融化。

2. 500U/ml 肝素   取肝素注射液 1 支(12 500U),用注射器抽取 2ml 肝素加入到 23ml 生理盐水中混匀,4℃保存。

3. 1%鸡红细胞悬液   鸡血(加肝素抗凝)1ml;生理盐水 99ml。

实验二   动物细胞培养及冻存与复苏

一、实 验 原 理

从生物体中取出某种组织或细胞,模拟体内生理条件,在人工培养条件下使其生存、生长、繁殖或传代,这一过程称为细胞培养。细胞培养技术的最大优点是使我们得以直接观察活细胞,并在有控制的环境条件下进行实验,避免了体内实验时的许多复杂因素,还可以与体内实验互为补充,可同时提供大量生物性状相同的细胞作为研究对象,耗费少,比较经济,因此成为生物学研究的重要手段。近年来,在体细胞遗传、分化、胚胎发生、肿瘤发生、免疫学、细胞工程、放射生物学以及老年学等一系列的研究领域中得到广泛的应用,并取得了丰硕的成果。

细胞培养可分为原代培养和传代(继代)培养。直接从体内获取的组织细胞进行首次培养为原代培养;当原代培养的细胞增殖达到一定的密度后,即需要将培养的细胞分散后,从一个容器以 1:2 或其他比例转移到另一个或几个容器中扩大培养,为传代培养,传代培养的累积次数就是细胞的代数。

细胞培养是一种程序多而复杂、要求条件严格的实验性工作。因为离体细胞的生长都要受温度、渗透压、pH、无机盐等许多因素的影响,对消毒、配液等均有严格的规范和要求,特别是无菌操作是细胞培养成败的关键。

二、实 验 用 品

1. 材料 新生乳鼠、中国仓鼠卵巢细胞(CHO)或人宫颈癌细胞(HeLa)。

2. 试剂 PBS、RPMI 1640 培养液(含小牛血清和青霉素、链霉素)、0.25%胰蛋白酶、75%乙醇溶液、冻存培养液。

3. 仪器设备 超净工作台、恒温培养箱、普通显微镜、倒置相差显微镜、水浴箱、离心机、解剖剪、眼科剪、镊子(尖头、平头和有钩镊)、小烧杯、15cm² 培养瓶、离心管、表面皿、冻存管(1ml)、吸管、血细胞计数板、吸管橡皮头、橡皮瓶塞、酒精灯、喷灯、酒精棉球、记号笔、小布袋。

三、方 法 与 步 骤

(一)无菌操作的要领和要求

由于体外培养的细胞缺乏机体抗感染功能,所以在每一步操作中要尽量做到最大限度的无菌,防止污染。

1. 培养前准备 为做好培养前用品的充分准备工作,根据实验内容的要求收集好已消毒的所需用品,清点无误后置于超净工作台内,这样可避免操作开始后由于用品不全、往返取物而增加污染机会。

2. 超净工作台消毒 打开紫外线杀菌灯照射消毒 20~30 分钟,然后关闭紫外灯打开风机,流入的空气是经过除菌板过滤的空气,工作台内可保持无菌环境。为防止培养细胞和培养液等受到紫外线照射,消毒前应预先放在带盖容器内或在操作时随手携入。

3. 洗手 操作时因整个前臂要伸入超净工作台内,所以洗手时,一定要洗刷到肘部,然后用 0.2%苯扎氯铵(新洁尔灭)擦洗或用酒精棉球擦拭。

4. 火焰消毒 在超净工作台无菌环境中操作时,首先要点燃酒精灯,此后一切操作如安装吸管橡皮头、打开或加盖瓶塞、使用吸管等都要经过火焰稍稍烧灼,或在近火焰处进行。注意金属器械不能在火焰上烧灼时间过长。烧过的用具都要待冷却后再接触细胞,否则会烧焦形成炭膜,再用时会把有害物质带入培养液中。

5. 操作 进行培养操作时动作要准确敏捷,但又不能太快,以防空气流动增加污染机会。不能用手触及器皿的消毒部分。如已接触,要用火焰烧灼消毒或更换。为拿取方便,工作台面上的用品要有合理布局。原则上是右手使用方便的用品放在右侧,左手使用方便的用品放在左侧;酒精灯置于中央。培养液等不要过早开瓶,打开的培养液和培养用瓶等应保持斜位或平放,长时间开口直立,易增加落菌机会。吸取各种用液时均应分别使用吸管,不用混用,以防扩大污染或增加混淆不同细胞的机会。

(二)细胞原代培养

1. 单层细胞培养法 所有组织中都含有一定量的细胞间质(纤维和基质等),对细胞生长有妨碍作用,用胰酶消化能除去间质,使组织松散成单个细胞或较小的细胞团,细胞易于生长。

（1）操作步骤

1）培养用品消毒后，安放在超净工作台内，紫外线消毒，做好洗手等准备工作。

2）点燃酒精灯，用品按布局放置、安装吸管等。

3）取材：取新生乳鼠一只，采用颈椎脱臼法处死，然后把整个小鼠浸入盛有75％乙醇溶液的烧杯中2～3s后，随即带入超净台内取出置于消毒的培养皿中。打开消毒器械包，用镊子提起腹部皮肤，用解剖剪剪开腹腔和胸腔，并剪去部分胸壁以充分暴露胸腔。再用另一镊子轻轻夹起粉红色肺组织将其剪下，或在腹腔背壁脊柱两侧取下肾脏，放入另一培养皿中，用吸管吸取PBS液加入培养皿中清洗2～3次去掉血污。然后将肺组织或肾剪成几块，再用PBS漂洗，去净血液为止。

4）消化：将洗净的组织块移入消毒的青霉素小瓶中，用眼科剪伸入瓶内反复剪切组织直至成0.5mm³大小的块为止。加入5～8倍量的0.25％胰蛋白酶，盖好橡皮塞，放在37℃水浴中消化20～30min，注意每隔5min振摇一次。视组织块变得疏松，颜色略变白时，即从水浴中取出带入超净台内，用吸管反复吹打，使大部分组织块分散成细胞团或单个细胞状态，加入1～2ml完全培养液以终止消化，静止片刻，让未被消化完的组织块自然下沉，然后将细胞悬液移入消毒离心管中并盖好橡皮塞。

5）离心和计数：将离心管做好标记，平衡后以800～1000r/min离心8min。在超净台内吸除去上清液，加入3ml培养液，吹打混匀后取样计数，根据计数结果调整细胞浓度为$5 \times 10^5/2ml$。

6）接种培养：每15cm²培养瓶接种1ml细胞悬液，再添加4ml培养液，盖紧瓶塞，标上名称、组号和日期，在倒置相差显微镜下观察细胞分散情况后，置37℃温箱中培养。

（2）观察：每天要对接种培养的细胞做常规性检查，观察的主要内容是：污染与否、细胞生长状态和pH（培养液颜色变化）等情况。如发现培养液变为柠檬黄色又显混浊，表明已被污染，细胞也就不易贴壁生长而逐渐死亡。如培养液变成紫红色，可能系培养瓶有裂口或瓶塞漏气，CO_2逸出或由于细胞生长不良有大量死亡。如培养液为橘红色，一般说明细胞生长状态良好。

在没有发生污染，接种24h后，可见到许多细胞贴壁（由圆形悬浮状态的细胞延展成短梭状）。培养3～4d时，细胞生长繁殖，数量增加，并可见细胞形成孤立小片（细胞岛），逐渐扩展，细胞透明，颗粒少，边界清楚。由于细胞生长旺盛，代谢产物不断堆积，CO_2增多，培养液逐渐变酸呈黄色，但液体仍澄清，此时可换液一次，约7～10d细胞已基本辅满瓶壁形成致密单层，这时可进行传代培养。

2. 组织块培养法　把组织块切割成0.5～1mm³的小块后，由于组织块体积很小，在不加任何黏着剂情况下，它们也能直接附于瓶壁上，然后细胞自组织块边缘向外生出生长晕，最后连接成片形成单层细胞，此方法程序比较简单，是常用的方法。

（1）操作步骤

1）～3）同单层细胞培养法。

4）将洗净的组织块移入消毒的表面皿中，用眼科剪反复剪成0.5～1mm³的小块，然后用吸管加几滴培养液，轻轻吹打混匀。

5）用吸管分次吸取小碎块悬液（注意应吸在吸管端部，以免吸得过高，黏附在管壁上无法吹出而丢失），在培养瓶底壁上散开摆匀，然后翻转培养瓶，加入2～3ml培养液，塞紧瓶塞，标好日期和组号，置入37℃恒温箱中4～5h，待组织小块略干燥能牢固贴于瓶壁时，再慢慢翻转培养瓶(动作一定要轻,减少振动,防止组织块脱落),使培养液浸泡组织块静置培养。

(2)观察:静置培养 3d 后开始观察。移动培养瓶时要尽量不使培养液振荡撞击组织小块。除注意检查有否污染外,在倒置相差显微镜下将已贴壁的组织小块逐个移入视野,观察其边缘有否细胞,一般最先出现的是形态不规则的游走细胞,接着是成纤维细胞或上皮细胞。当出现细胞分裂、细胞数量增多时,在组织块周围可见到生长晕。随后细胞生长分裂较快,呈放射状向外扩展逐渐连成片。根据培养液颜色变化,补加或更换培养液。约 10～15d 细胞可长成单层,此时即可进行传代培养。

(三)细胞传代(继代)培养

1. 操作步骤

(1)取一瓶 HeLa 或 CHO 细胞在倒置相差显微镜下观察,培养细胞如已长成致密的单层,即可进行传代。

(2)将培养瓶带入超净工作台,倒去细胞培养液,吸取 2～3ml PBS 加入培养瓶中,轻轻振荡后倾去,可重复进行一次。

(3)加入 5～8 滴 0.25% 胰蛋白酶,转动培养瓶,使其湿润整个细胞层,置室温下消化 2～3min。翻转培养瓶,肉眼观察细胞单层,见细胞单层薄膜上出现针孔大小空隙时即可倒去消化液。如见消化程度不够时可再延长消化 1～2min,如见细胞大片脱落,表明已消化过头,则不能倒去消化液否则就丢失了细胞,而应该直接进行一下操作。

(4)加入 3ml 完全培养液于培养瓶中终止消化。吸取瓶中培养液反复冲瓶壁上的细胞层,直至瓶壁上的细胞全被冲下,再轻轻吹打混匀,制成单细胞悬液,取样计数,调整细胞浓度为 $5 \times 10^5/ml$,然后吸取 1ml 细胞悬液加到另一培养瓶中,原瓶留下 1ml 细胞悬液,弃去多余悬液,并向每瓶中加 4ml 培养液。盖好瓶塞,置 37℃ 恒温箱中培养。

2. 观察　细胞传代后,每天对细胞进行观察,注意有否污染及细胞贴壁和生长情况。一般单层培养的细胞接种后,在其生长过程中可人为的分成五个时期,但各期之间无绝对的界限,在观察中注意各期特点。

(1)游离期:细胞经消化分散后,由于原生质收缩和表面张力以及细胞膜的弹性,细胞变成圆形,折光性强,呈悬浮状态。

(2)吸附期:单细胞悬液静置培养一段时间(不同细胞所需时间不同),由于细胞的附壁特性,开始贴壁,24 小时后大部分细胞均已贴壁,圆形细胞变成延展状态,细胞立体感强,细胞质颗粒少而透明。

(3)繁殖期(生长期):此时细胞快速生长和分裂(可见有许多折光性强的圆形细胞),细胞数目增多,从形成细胞岛直至形成良好的细胞单层。

(4)维持期:细胞形成单层后生长与分裂减缓,折光性强的圆形细胞减少,逐渐停止生长(即出现密度抑制现象)。此时细胞界限逐渐模糊,细胞内颗粒增多,透明度降低,立体感较差。由于细胞代谢物的积累,CO_2 增多,培养液逐渐变黄。

(5)衰退期:当细胞形成致密单层后,如不及时换液和传代培养,由于营养的缺乏,代谢物积累,细胞内颗粒进一步增多,透明度更低,立体感很差,最后细胞皱缩,细胞质出现空泡并从瓶壁上脱落下来,逐渐衰老死亡。

(四)培养细胞的冻存复苏

为长期保存细胞,常将细胞冻存,但在一般低温条件下,活细胞内外冰的结晶可造成其机械损伤,且随着细胞外冰晶的增多,细胞出现脱水现象及盐类浓度上升等,也可对细胞造成损伤。为弥补冷冻的这些缺点,可在培养液中添加保护剂。保护剂具有亲水性,容易通过细胞膜且毒性小。现广泛使用的甘油和二甲亚砜(dimethyi sulfoxide, DMSO),可使细胞免受由于冰晶形成导致的物理损伤,也可使细胞免受由于渗压改变导致的损伤。因此,在冷冻保护剂存在的条件下,培养细胞可长期保存于液氮(−196℃)中,以便按预定计划进行实验时提供足够的接种材料和对某个实验进行重复等。具体操作方法(需在无菌条件下)如下:

1. 细胞的冻存方法 培养细胞从增殖期到形成致密单层以前的细胞都可用于冻存,最好是处于对数生长期(即繁殖期)的细胞。

(1) 倾去培养液,用 PBS 洗两次,加入 0.25% 胰酶进行消化制成细胞悬液(方法同前)。

(2) 将悬液移入消毒离心管中,加盖,平衡后以 800r/min 离心 10min。弃去上清液,加入 1ml 冻存培养液。混匀制成细胞悬液。细胞浓度对冻结和融化时的失活有影响,细胞浓度低时失活较显著,因此需将细胞浓度调到 $10^5/ml \sim 10^7/ml$ 为宜,再将细胞悬液分装在消毒冻存管(2ml)内注意切勿把悬液碰到冻存管颈壁上,(一般生长在 $40cm^2$ 培养瓶中对数生长期的细胞,收集后加入 1ml 冻存培养液装入一支 2ml 冻存管中,其浓度基本合适)盖紧冻存管瓶盖,最好用封口胶封好瓶盖。

(3) 在冻存管上做好标记。装入小布袋中,挂上标签(注明细胞品名、日期)进行冻存。一般而言,细胞以 $1 \sim 10℃/min$ 的速度下降冻结为宜。在没有程序控制冷冻器设备的条件下,可采用称将冻存管置于 4℃ 冰箱 4 小时,然后移入液氮容器的气相液氮中放置半小时,再迅速浸于液相液氮(−196℃)冻存,能获得较高的复苏率。

操作时最好戴手套,以免皮肤接触液氮而冻伤,冻存细胞的容器必须有专人负责,经常检查,定期补充液氮。

2. 细胞的复苏 冻结细胞的复苏以急速融化为原则。

(1) 液氮容器中迅速取出所需冻存管,使培养物能快速通过对细胞有损害的 −50~0℃ 的区域,立即投入盛有 38℃ 温水的有盖容器内,摇动冻存管使其内容物在 20~50s 内完全融化成悬液。

(2) 在无菌条件下打开冻存管,吸取细胞悬液接种在培养瓶中,加入新鲜培养液,盖上橡皮塞,置 37℃ 温箱培养 24h,待大部分细胞贴壁后,更换培养液去除存液继续培养。

四、注 意 事 项

(1) 在做原代培养时组织块,切割组织块不宜太大,否则不易贴壁。

(2) 消化细胞时,如掌握不准确时间,可将加入消化液培养放于倒置显微镜下观察,见细胞之间间质已脱离,即可。

五、思 考 题

(1) 细胞培养过程中,培养液为什么会变酸? 如果这时不换培养液,会出现什么情况?

(2) 细胞培养过程中如何防止污染是一个很重要的问题,结合自己整个实验操作,你认为哪几个步骤是关键?

六、作　　业

根据自己操作实践写出细胞原代和继代培养的实验记录(包括逐日对细胞进行观察的结果的描述)。如培养未成功,应记下所分析的原因。

[附]　试剂的配制

1. PBS　同第五章细胞骨架实验

2. RPMI1640 培养液　RPMI1640 粉剂照说明书用三蒸水溶解,由于在配制时常有极细的悬浮颗粒不能溶解,需通入适量 CO_2 气体助溶。按要求加入 $NaHCO_2$ 和补加谷氨酰胺,待完全溶解后,过滤除菌分装,置 4℃冰箱中保存。使用时加入青霉素、链霉素(最终浓度为每毫升含 100U 青霉素和 100U 链霉素)及灭活小牛血清(10%或 15%)。

3. 0.25%胰蛋白酶　胰蛋白 0.25g＋Hanks 液 100ml。

4. 冻存培养液　在 1640 培养液(含 20%～30%小牛血清)中加入 10%二甲基亚砜或加入 5%丙三醇(高压灭菌,10 磅 30min)。

实验三　培养细胞的活力测定

一、实 验 原 理

染色排除法是组织培养中检查细胞死活最常用的方法。此方法是以死活细胞对色素的不同吸附能力来判断细胞死活,这种方法简单,适用,但严格地说,它只能判断细胞的代谢死亡,而不反映细胞能否增殖。由于未经固定、染色,所以不能看到死活细胞的形态差别,样品也不能保留。

二、实 验 用 品

1. 材料　各类培养细胞。

2. 试剂　台盼蓝(trypan blue)、苯胺黑(aniline black)、赤显红 B(erythrosin B)、生理盐水、Hanks 液。

3. 仪器设备　显微镜、载玻片、盖玻片、吸管。

三、方 法 与 步 骤

(一)死细胞着色法

使死细胞着色的大多数是酸性染料,由于它们能通过死亡细胞的膜进入细胞而使之着色,但活细胞的膜一般不易通过,因而不被着色。

1. 台盼蓝染色法　将台盼蓝溶于被检测细胞所需的生理盐水中,配成 0.5%～1.0%溶液,调 pH 7.0～7.2,每毫升细胞悬液约加 0.1ml 染液,混合后约 2min 即可镜检。死细胞被染成蓝色,因台盼蓝有轻度的毒性,染色时间不宜太长。染色时间若超过 15min 以上,活细胞也会因为受损而着色。台盼蓝染液不宜久存,陈旧者有毒性。

2. 苯胺黑染色法　0.05%苯胺黑 Hanks 溶液以 1:10 量与细胞悬液混合 1～2min 后,镜检,死细胞着黑色。此染料毒性很小。

3. 赤显红 B 染色法　细胞先用 Hanks 液或 PBS 溶液洗,以除尽培养基中的血清,取适量细胞与 0.02%的赤显红 B 混合,两小时之内镜检,死细胞着红色。

（二）活细胞着色法

0.1%的甲紫生理盐水溶液与细胞悬液1:2混合,立即镜检,活细胞染成蓝色。此外使活细胞着色的染料有亚甲基蓝(methylene blue)、甲苯胺蓝(toluidine blue)。

用吸管稍吹打以上经染色的细胞悬液,以防细胞下沉,再吸取悬液滴一滴于干净载玻片上,制成临时装片,然后在低倍镜下移动标本片,随机计数上、下、左、右、中五个视野内的细胞总数和被染色的细胞数,按以下公式计算细胞的活力:

$$细胞活力 = \frac{细胞总数 - 死亡细胞数}{细胞总数} \times 100\%$$

四、注 意 事 项

台盼蓝染色时间不宜太长,否则活细胞也要染色。

五、思 考 题

在计数细胞时,为什么当滴加的细胞悬液过多逸到盖玻片上或盖玻片下有气泡时,需要重做?

六、作 业

你计数的细胞每毫升的细胞数为多少? 该细胞群体的活力为多少?

[附] 血细胞计数板的使用

取一副血细胞计数板,用软布擦净,把盖玻片盖在血细胞计数板的槽上,然后滴一滴细胞悬液于槽内,细胞悬液会自然流入盖玻片与计数板之间的计数室内,静止2~3min,待细胞在计数室中下沉后,在低倍镜下进行计数。计数时,先调焦看清计数板上的格线(注意降低聚光镜,缩小光阑),然后将四角的大格逐个移入视野中心,计数四大格(每大格含16小格)中的细胞数。如细胞压在格线上时,数上不数下,数左不数右(若细胞成团只计为一个)。然后按下列公式计算出每毫升悬液中的细胞数。

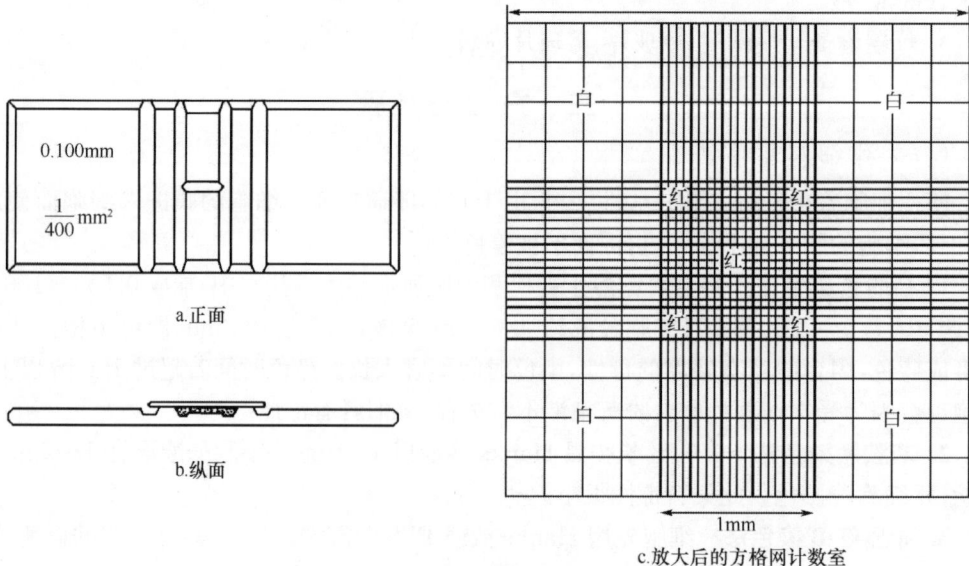

a.正面

b.纵面

c.放大后的方格网计数室

图 12-1　血细胞计数板

进行细胞计数时应力求准确,因此,在实验研究中往往将计数板上两个计数室都滴加悬液同时计数或重复操作计数 2～3 次,取其平均值。

$$\frac{4 \text{大格中细胞总数}}{4} \times 10000^* \times \text{稀释倍数} = \text{细胞数/ml 悬液}$$

*四大格中的每一大格体积为 $0.1mm^3$,$1ml = 1000mm^3$,所以一大格细胞数 $\times 10000 =$ 细胞数/1ml

实验四　动物细胞融合

一、实 验 原 理

两个以上的细胞合并成为一个双核或多核细胞称为融合细胞。在通常情况下,两个细胞接触并不发生融合现象,因为各自存在完整的细胞膜,在特殊融合诱导物的作用下,两个细胞膜发生一定的变化,就可促进两个或多个细胞聚集,相接触的细胞膜之间融合,继之细胞质融合,形成一个大的融合细胞。

细胞之间不仅能产生同种细胞融合、种间细胞融合,而且也能诱导动植物细胞间产生融合。细胞与组织不同,不排斥异类、异种细胞。因此,融合细胞的研究为生物学不论在基础理论上还是在生产实践上都开辟了一条新的道路。这一细胞融合技术已成为研究细胞遗传、细胞免疫、肿瘤和生物新品种培育的重要手段。

细胞融合诱导剂种类很多,一般可分为生物性和化学性两类。常用的主要有灭活的仙台病毒(sardai virus)和聚乙二醇(polyethylene glycol,PEG)等,PEG 是一种去垢剂,易得,用法简单、融合效果稳定,是目前运用得比较多的一种诱导剂。

二、实 验 用 品

1. 材料　HeLa 细胞、CHO 细胞、鸡血细胞。

2. 试剂　聚乙二醇(PEG,MV＝4000)、Hanks 液、0.25％胰蛋白酶、RPMI 1640 培养液(含 10％灭活小牛血清和不含血清的两种)、PBS、0.2％次甲基蓝染液。

3. 仪器设备　显微镜、水浴箱、普通离心机、高心管、载玻片、盖玻片、酒精灯、试管。

三、方 法 与 步 骤

（一）50％ PEG 液的制备

根据实验需要,称取一定量的 PEG(MV＝4000)放入刻度离心管内,在酒精灯火焰上加热,使其熔化,待冷至 50℃时,加入等体积并预热的无血清 RPMI 1640 培养液混匀,置之37℃水浴箱中保温待用。

（二）融合方法

（1）一瓶已长成的 HeLa 细胞或 CHO 细胞,按常规方法消化制成细胞悬液。如果用鸡血细胞,可取肝素抗凝的弃血清鸡血 0.1ml(本实验是进行同种细胞融合)。

（2）将悬液移入离心管中,以 800r/min 离心 7～8min,倾去上清液,加入 8～10ml Hanks 液,再次悬浮细胞,离心洗涤一次,倾去上清液后将离心管倒置于滤纸上,尽量流尽剩余液体(这一步很重要,因为残留液体会改变 PEG 的浓度)。

（3）用手指轻弹离心管底壁,使沉淀物松散。然后吸取制备好的 50％PEG 0.4ml,在

37℃水浴中,于 90s 内逐滴加入离心管中,边加边振摇离心管,使之与细胞混匀,然后加入 8~10ml Hanks 液,轻轻吸打混匀,在 37℃水浴中静置 5min 以稀释 PEG。离心弃去上清液后,加入 2~3ml 含小牛血清的 RPMI 1640 培养液,在 37℃水浴中温育 30min。

四、实 验 结 果

1. 融合过程观察 分别于温育 5、10、20、30 分钟取细胞悬液一滴制成临时装片,以 0.2%次甲基蓝染液染色,在显微镜下观察细胞融合的不同阶段,通常可把融合过程分为五个阶段:

(1) 两个细胞的细胞膜之间相互接触、粘连。

(2) 相接触的两细胞膜破口黏合,形成细胞膜通道。

(3) 两细胞之间细胞质相通,形成细胞质通道。

(4) 通道扩大,两细胞连成一体。

(5) 细胞合并完成,形成一个含有两个或多个核的圆形细胞。

上述阶段可在不同时间的临时装片上观察到。

2. 融合率的计算 对孵育 30min 时制备的临时装片计算融合率。融合率是指在显微镜的视野内,已发生融合的细胞,其细胞核的总数与此视野内所有细胞(包括已融合细胞和未融合细胞)的细胞核总数之比。融合率通常以百分数来表示,而且要进行多个视野测定,再加以平均统计,更为准确。

$$融合率=\frac{融合的细胞核数}{总细胞数}\times100\%$$

五、注 意 事 项

(1) 制备的 50%PEG 一定要保温在于 37℃水浴中,否则冷却后会有结晶析出。

(2) 在离心管中加 PEG 之前,一定要将离心管倒置滤纸上,流尽剩余液体,否则残留液会改变 PEG 的浓度。

六、作   业

(1) 绘制你所观察到的细胞融合各阶段的形态图,按变化顺序排列并说明主要特点。

(2) 你测定的细胞融合率是多少?

[附] 试剂的配制

1. Hanks 液

(1) 原液:氯化钠 80.0g,磷酸氢二钠 0.6g,氯化钾 4.0g,磷酸二氢钾 0.6g,硫酸镁($MgSO_4 \cdot 7H_2O$) 2.0g,葡萄糖 10.0g,无水氯化钙 1.4g,三蒸水 1000ml。

配制时,按上述顺序待前一药品完全溶解后再加入后一药品,加氯化钠时应边加边搅拌,防止产生沉淀,置 4℃冰箱储存。

(2) 工作液:Hanks 原液 100ml,三蒸水 896ml,0.5%酚红 4ml,用 $NaHCO_3$ 调至所需 pH,置 4℃冰箱保存。

2. 0.2%次甲基蓝染液 次甲基蓝(methyene blue)0.2g,蒸馏水 100ml。

实验五　基因点突变(多态性)的检测

一、实验原理

PCR-限制性片段长度多态性分析技术(PCR-restriction fragment length polymorphism, PCR-RFLP)是在 PCR 技术基础上,根据限制性内切酶识别位点改变而导致的酶切位点增加或消失的特点,对 DNA 进行鉴定;利用 PCR 特异扩增的 DNA 片断中包含某个碱基突变,经特定限制酶切割后,通过凝胶电泳分离酶切产物大小,比较分析与对照样本的异同,判断该 DNA 是否存在突变。应用 PCR-RFLP 分析技术可以检测已知的点突变,也可以在家系中连锁分析进行基因诊断。

人类 ABCA1 基因位于 9q31,由 50 个外显子、49 个内含子组成,其中第三外显子存在一个 R219K 多态位点(G→A 碱基转换)。本实验利用 PCR 结合 RFLP 设计了一对特异性引物,首先扩增出包含 ABCA1 基因 R219K 位点,长度为 404bp 的特异性片段,然后选择 XagⅠ限制性核酸内切酶对扩增产物进行消化,变异型基因拥有限制性核酸内切酶 XagⅠ的酶切位点,可被切为 310bp 和 94bp 两个片段;而野生型基因没有限制性核酸内切酶 XagⅠ的酶切位点,不会被 XagⅠ切断,酶解后仍为 404bp 的片段。因此,根据电泳图谱即可确定个体的基因型(图 12-2)。

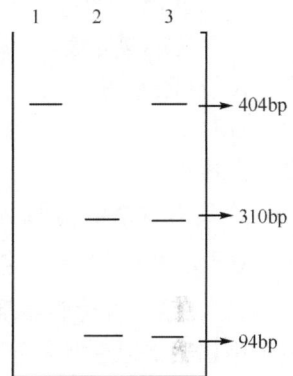

图 12-2　R219K 多态位点的 RFLP-PCR 电泳结果
1. KK 基因型;2. RR 基因型;3. RK 基因型

二、实验用品

1. 仪器设备　PCR 自动热循环仪、凝胶成像系统、微量加样器、枪头及离心管、容器盒、恒温水浴箱、制胶玻璃板、制胶架、琼脂糖凝胶电泳装置、纯水仪、台式高速离心机、低温冰箱、制冰机、电子天平烧杯、电热鼓风干燥箱、保鲜膜、微波炉。

2. 实验材料　健康个体 DNA 样本 10 份。

3. 试剂　Taq DNA 聚合酶试剂盒、dNTPs、电泳级琼脂糖、XagⅠ限制性内切酶试剂盒、PUC19/MspI DNA 分子量标准、溴化乙锭(10mg/ml)、超纯水、1×TAE 电泳缓冲液、PCR 引物、10×载样缓冲液。

三、方法与步骤

(一) PCR 反应

PCR 反应体系 25μl,其成分如下:

模板 DNA	1μl
10×PCR 缓冲液	2μl
TaqDNA 聚合酶	0.2μl
2.5mM dNTPs	1μl
20μM 引物Ⅰ	0.5μl
20μM 引物Ⅱ	0.5μl

ddH$_2$O	18.8μl
总体积	25μl

PCR 反应循环温度:94℃变性 5min,95℃ 30s,56℃45s,72℃ 30s,共 33 个循环,最后经 72℃延伸 5min,反应结束后置 4℃冰箱保存。

（二）PCR 产物的酶切

反应体系 30μl 其成分如下:

PCR 扩增产物	12μl
10×酶解缓冲液	3μl
*Xag*I 限制酶	1μl
ddH$_2$O	14μl
总体积	30μl

置 37℃水浴消化 12 小时,4℃保存。

（三）琼脂糖凝胶电泳

（1）制备 2%琼脂糖凝胶。2g 琼脂糖加入 100ml 1×TAE 电泳缓冲液中,摇匀。在微波炉中加热至琼脂糖完全溶解。

（2）用胶带将制胶板两端封好,插入适当梳子,将溶解的琼脂糖(约 60℃)倒入,室温下冷却凝固。

（3）充分凝固后撕掉两端的胶布,将凝胶置入电泳槽中,加 1×TAE 电泳缓冲液至液面覆盖凝胶 1~2mm,小心垂直向上拔出梳子。

（4）用移液器吸取 1μl 的 10×载样缓冲液于封口膜上,再加入 10μl 酶切产物,混匀后,小心加入点样孔。

（5）打开电源开关,调节电压至 100V,可见到溴酚蓝条带由负极向正极移动,电泳约 30min。

（6）拆下电泳装置,取出凝胶块,做好标记后放到一个塑料盘内,加溴化乙啶染液染色 3min。

（7）染色以后取出凝胶,放在凝胶成像系统下观察 PCR-RFLP 结果。

四、作　业

打印酶切产物的电泳图谱,并标识出每个个体的基因型。

五、注 意 事 项

（1）酶类试剂应保存在 0℃以下,以免失活,如 TaqDNA 聚合酶、*Xag*I 限制性内切酶。

（2）溴化乙啶(EB)有毒,需戴手套操作,避免污染。

[附] 试剂的配制

1. 10×载样缓冲液

Ⅰ 0.25%溴酚蓝,0.25%二甲苯青,40%蔗糖水溶液

Ⅱ 0.25%溴酚蓝,0.25%二甲苯青,30%甘油水溶液

2. 50×TAE 缓冲液 242g Tris 碱 57.1ml 冰乙酸 100ml 0.5mol/L EDTA(pH8.0)

（李　亚）

第四篇　设计性实验

第十三章　设计性实验

学习目标

1. 掌握设计性实验的概念。
2. 熟悉设计性实验的基本步骤。
3. 了解设计性实验的意义。

理论基础

一、设计性实验的概念

设计性实验是指给定实验目的要求和实验条件,由学生自行设计实验方案并加以实现的实验。

设计性实验与基础性和综合性实验有着本质的区别,基础性和综合性实验是在前人工作与经验总结基础上,只要能按照书本上的要求去做就可达到学习目的;设计性实验是在借助前人的工作和经验积累的基础上,通过对研究对象进行积极的思考与归纳,对未知因素进行大胆设计,进行探索研究的一种科学实验。因此,设计性实验是一项要求较高、难度较大的实验教学工作,对于学生来说是一种全新的学习方式,对于教师也提出更高的要求。

二、设计性实验的基本步骤

设计性实验首先要从确定探索的对象,提出问题开始。学生通过观察,课堂学习和阅读文献去发现问题和提出问题。在上述过程中,阅读和学习文献最为重要。在阅读文献时,要了解所研究问题的历史和现状,目前还存在哪些问题,确定所提出的问题是否具有研究价值。接下来的工作便是立题,即根据自己掌握的知识,提出解决问题的思路,提出可能的假设,确定研究的内容。立题后要进行实验设计,包括专业设计、统计设计和方法设计等几个方面,实验设计完成后写出实验设计大纲。然后实施实验、观察记录。最后,对得出的数据资料统计分析,得出结论,撰写实验论文。因此,设计性实验的基本步骤,丝丝入扣、紧密相关,其基本程序包括:①查阅文献、提出问题、拟定研究题目;②实验设计:确立实验所需的观察指标,确立实验所需的统计学方法,制定实验研究方案和实验技术线路,写出实验设计大纲;③认真完成实验;④准确、全面地记录实验结果;收集相关的实验文献资料,分析实验工作,得出结论;⑤撰写论文,报告实验工作。通过探索性实验教学,力求使学生初步掌握科学实验的基本程序和方法,培养学生独立进行科学研究的能力。

实验观察

实验一　细胞凋亡与细胞坏死的鉴别

一、实 验 原 理

细胞死亡根据其性质可分为细胞凋亡（apoptosis，APO）和坏死（necrosis，Nec）两种类型。细胞凋亡是在生理或病理条件下由基因控制的自主有序的死亡过程。表现为细胞缩小，核膜皱褶，核内染色质浓缩，染色质边缘化，质膜出泡形成凋亡小体，继而被吞噬细胞吞噬。但不发生炎症反应。而坏死则是在病理情况下发生的细胞死亡。其在坏死早期就丧失膜的完整性，细胞器肿胀，进而质膜崩解，释出其中的内容物。

一些温和损伤性刺激及一些抗肿瘤药物可诱导凋亡和坏死，产生何种死亡类型取决于损伤的程度和细胞对这些刺激的敏感程度。

三尖杉酯碱（HT）是我国自行研制的一种治疗急性粒细胞性白血病，急性单核细胞白血病类药物。用 $1\mu g/ml$ HT 处理 HL-60 细胞（人早幼粒白血病细胞）2.5h 则出现凋亡和少量坏死。

细胞膜是一种选择性的生物膜，一般的生物染料如碘化丙啶（PI）不能穿过质膜，当细胞坏死时，质膜不完整，PI 进入细胞，进入细胞内，嵌入 DNA 或 RNA 中，使坏死细胞着色（橙红色），早期凋亡细胞和活细胞不着色。而一些活性染料如 $H_0$33342，具有亲脂性，可以跨膜进入细胞，其为一种低毒性，双苯并咪唑类衍生物，能与 DNA 结合而显示早期凋亡细胞（蓝绿色），到晚期，细胞膜通透性改变，PI 也能进入，有时可在凋亡细胞内看到凋亡小体（橙红色小体）。以此从荧光颜色及形态上鉴别凋亡细胞。

凋亡细胞和坏死细胞核在形态上存在差异，因而可用 Giemsa、孚尔根等碱性染料显示细胞核的形态特征，也可以鉴定凋亡细胞。Moffitt 等提出用甲基绿-派洛宁染色区分凋亡和坏死细胞，凋亡细胞内可见致密的派洛宁红染颗粒，坏死细胞则很少或无此颗粒。

二、实 验 用 品

1. **材料**　HL-60 细胞。
2. **试剂**　三尖杉酯碱（HT）、碘化丙啶（PI）、$H_0$33342、RPMI 1640 培养液（含 10％灭活小牛血清）、甲基绿-派洛宁染料。
3. **仪器设备**　荧光显微镜、普通显微镜、微量加样器、1.5ml 离心管、吸管、载玻片、盖玻片、双面胶。

三、设 计 实 验

请根据上述实验原理和提供的实验用品，自行设计一个完整的实验，验证凋亡细胞与死亡细胞的区别。实验设计报告内容包括设计方案及理由，预期结果，数据记录与实验验证。

（王　兰）

实验二　细胞周期同步化

一、实 验 原 理

细胞同步化(synchronization)是指在自然过程中发生或经人为处理造成的细胞周期同步化,前者称自然同步化,后者称为人工同步化。人工同步化的方法如下:

（一）选择同步化

1. 有丝分裂选择法　使单层培养的细胞处于对数增殖期,此时分裂活跃,有丝分裂细胞变圆隆起,与培养皿的附着性低,此时轻轻振荡,M 期细胞脱离器壁,悬浮于培养液中,收集培养液,再加入新鲜培养液,依法继续收集,则可获得一定数量的中期细胞。其优点是,操作简单,同步化程度高,细胞不受药物伤害,缺点是获得的细胞数量较少(分裂细胞约占 1%～2%)。

2. 细胞沉降分离法　不同时期的细胞体积不同,而细胞在给定离心场中沉降的速度与其半径的平方成正比,因此可用离心的方法分离。其优点是可用于任何悬浮培养的细胞,缺点是同步化程度较低。

（二）诱导同步化

1. DNA 合成阻断法　选用 DNA 合成的抑制剂,可逆地抑制 DNA 合成,而不影响其他时期细胞的运转,最终可将细胞群阻断在 S 期或 G_1/S 交界处。5-氟脱氧尿嘧啶、羟基脲、阿糖胞苷、甲氨蝶呤、高浓度 ADR、GDR 和 TDR,均可抑制 DNA 合成使细胞同步化。其中高浓度 TDR 对 S 期细胞的毒性较小,因此常用 TDR 双阻断法诱导细胞同步化:在细胞处于对数生长期的培养基中加入过量 TDR,(HeLa,2mol/L;CHO,7.5mol/L)。S 期细胞被抑制,其他细胞继续运转,最后停在 G_1/S 交界处。移去 TDR。洗涤细胞并加入新鲜培养液、细胞又开始分裂。当释放时间大于 T_S 时,所有细胞均脱离 S 期,再次加入过量 TDR,细胞继续运转至 G_1/S 交界处,被过量 TDR 抑制而停止。优点是同步化程度高,适用于任何培养体系。可将几乎所有的细胞同步化。缺点是产生非均衡生长,个别细胞体积增大。

2. 中期阻断法　利用破坏微管的药物将细胞阻断在中期,常用的药物有秋水仙碱和秋水仙胺,后者毒性较少。优点是无非均衡生长现象,缺点是可逆性较差。

二、设 计 实 验

请根据上述实验原理,自行选择实验材料,用其中一种方法设计一个完整的实验,获得同步化细胞。设计实验报告包括实验项目名称、实验原理、实验目的及意义、实验材料与方法、参考文献。

（王　兰）

实验三　心肌梗死易感基因筛查

一、实 验 原 理

淋巴毒素 α 基因(LTA),被认为是迄今已知最强的致炎因子和促动脉粥样硬化因子之一。作为一级促炎细胞因子,LTA能与白细胞、内皮细胞和平滑肌表面受体结合促进二级炎性细胞因子(如肿瘤坏死因子 α、血管细胞黏附分子-1 等)的释放,在血管斑块破裂和急性心肌梗死触发中迅速引发炎症反应,激活血小板并引发血栓事件。

二、设 计 实 验

请自主设计实验,探讨LTA基因是否为心肌梗死易感基因。

(李　亚)

彩 图

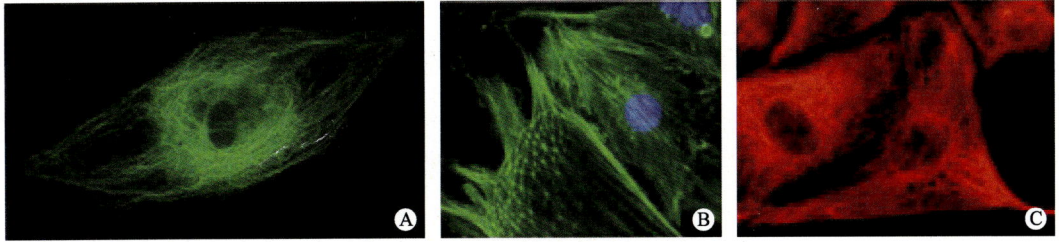

彩图1 荧光标记的微管、微丝、中间纤维

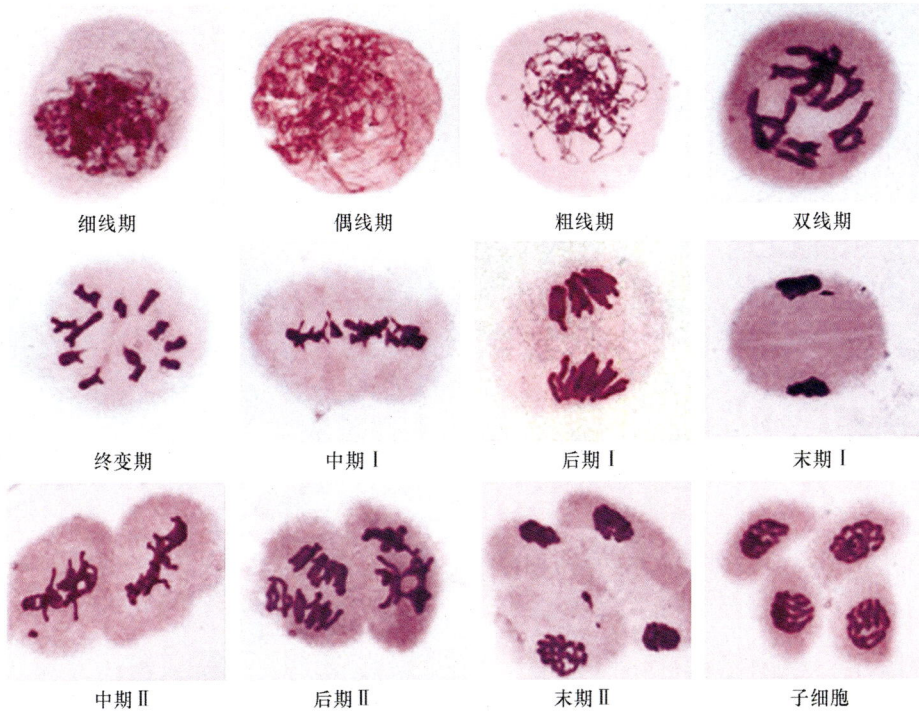

细线期　　　　偶线期　　　　粗线期　　　　双线期

终变期　　　　中期Ⅰ　　　　后期Ⅰ　　　　末期Ⅰ

中期Ⅱ　　　　后期Ⅱ　　　　末期Ⅱ　　　　子细胞

彩图2 蝗虫精母细胞减数分裂图

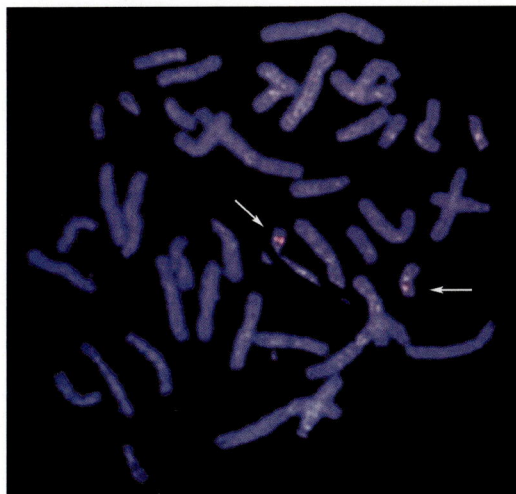

彩图3 采用FISH技术对人RNF114基因进行染色体定位